HEYNE ‹

W0057583

DAVID SEDARIS

Sprechen wir über Eulen – und Diabetes

Aus dem Amerikanischen
von Georg Deggerich

WILHELM HEYNE VERLAG
MÜNCHEN

Die Originalausgabe LET'S EXPLORE DIABETES WITH OWLS.
Essays, etc. erschien bei Little, Brown and Company, New York

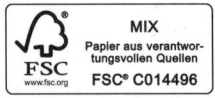

Verlagsgruppe Random House FSC® N001967
Das für dieses Buch verwendete FSC®-zertifizierte Papier
Pamo House liefert Arctic Paper Mochenwangen GmbH.

Vollständige deutsche Taschenbuchausgabe 01/2015
Copyright © 2013 der Originalausgabe by David Sedaris
Copyright © 2013 der deutschsprachigen Ausgabe
by Karl Blessing Verlag, München,
in der Verlagsgruppe Random House GmbH
Copyright © 2015 dieser Ausgabe by Wilhelm Heyne Verlag,
München, in der Verlagsgruppe Random House GmbH
Printed in Germany 2015
Umschlaggestaltung: Hauptmann & Kompanie Werbeagentur,
Zürich, nach einer Originalvorlage von Emily Burns;
Umschlagillustration: Emily Burns
Umschlag © 2013 Hachette Book Group, Inc.
Satz: Leingärtner, Nabburg
Druck und Bindung: GGP Media GmbH, Pößneck

ISBN: 978-3-453-41812-7

www.heyne.de

INHALT

ANMERKUNG DES AUTORS

Über die Jahre habe ich eine ganze Reihe Teenager kennengelernt, die an sogenannten Vortragswettbewerben teilnehmen. Grundsätzlich handelt es sich dabei um eine Mischung aus Rede und Debatte. Die Schüler wählen Kurzgeschichten oder Essays aus, kürzen sie auf eine vorgeschriebene Länge und tragen sie bei einem Wettbewerb vor. Zu diesem Zweck habe ich sechs kurze Monologe geschrieben, die Jugendliche vor einer Jury vortragen können. Die Geschichten sollten leicht zu erkennen sein. Es sind die Texte, in denen ich eine Frau, ein Vater und eine Sechzehnjährige mit aufgesetztem britischem Akzent bin.

Zahnärzte ohne Grenzen

Eine Sache, die mich bei der amerikanischen Gesundheitsdebatte verwunderte, war das Gerede über eine staatliche Gesundheitsfürsorge und deren vermeintliche Ineffektivität. Das kanadische System wurde mit einem Genozid verglichen, aber noch schlimmer sei das Gesundheitswesen in Europa, wo Patienten auf schmutzigen Pritschen lägen und darauf warteten, dass das Aspirin erfunden werde. Ich weiß nicht, wo diese Leute ihre Vorstellungen herhaben, aber meine Erfahrungen in Frankreich, wo ich mehr oder weniger die letzten dreizehn Jahre gelebt habe, waren ausnahmslos gut. Für einen Hausbesuch in Paris zahlt man ungefähr fünfzig Dollar. Als ich das letzte Mal einen Nierenstein hatte, überlegte ich erst, einen Arzt zu mir nach Hause zu rufen, aber auch nur zehn Minuten zu warten stand außer Frage, sodass ich mit der U-Bahn zum nächsten Krankenhaus fuhr. Wir haben das Glück, eine Wohnung im Stadtzentrum zu besitzen, und alles, was ich brauche, ist einen Steinwurf entfernt. Gleich um die Ecke ist eine Apotheke, und zwei Häuserblocks weiter ist die Praxis meines Hausarztes, Doktor Médioni.

Zweimal habe ich an einem Samstagvormittag bei ihm angerufen, und beide Male war er selbst am Apparat und sagte, ich solle vorbeikommen. Auch diese Besuche kosten etwa fünfzig Dollar. Beim letzten Mal fuhr ein roter Blitz quer durch meinen linken Augapfel.

Der Arzt sah ihn sich kurz an und nahm dann hinter seinem Schreibtisch Platz. »Ich würde mir an Ihrer Stelle keine Sorgen machen«, sagte er. »Das ist in ein, zwei Tagen wieder vorbei.«

»Was genau ist es?«, fragte ich. »Wie bekommt man so etwas?«

»Wie bekommen wir die meisten Dinge?«

»Wir kaufen sie?«

Das Mal davor lag ich im Bett und entdeckte ein Geschwulst an meiner rechten Seite, gleich unterhalb des Brustkorbs. Es fühlte sich an, als hätte ich ein gefülltes Ei unter der Haut. *Krebs,* dachte ich. Ein Anruf, und zwanzig Minuten später lag ich mit hochgeschobenem Hemd auf dem Untersuchungstisch.

»Ach, nicht weiter schlimm«, sagte der Arzt. »Bloß ein kleiner Fettgewebstumor. Hunde haben das ständig.«

Ich dachte an andere Dinge, die Hunde haben und die ich nicht haben möchte: Afterkrallen, zum Beispiel. Oder Hakenwürmer. »Kann ich ihn entfernen lassen?«

»Ich denke schon, aber warum sollten Sie?«

Er gab mir das Gefühl, schon der bloße Gedanke sei eitel und kindisch. »Sie haben recht«, erwiderte ich. »Ich werde einfach meine Badehose ein Stück höher ziehen.«

Als ich fragte, ob der Tumor noch größer würde, zwickte der Arzt ihn sanft. »Größer? Vermutlich schon.«

»*Viel* größer?«

»Nein.«

»Warum nicht?«, fragte ich.

»Ich weiß nicht«, sagte er und klang plötzlich müde. »Warum wachsen die Bäume nicht in den Himmel?«

Médionis Praxis liegt im dritten Stock eines eleganten Hauses aus dem neunzehnten Jahrhundert, und beim Hinausgehen denke ich jedes Mal: *Moment. Hing ein Diplom an der Wand? Könnte der Mann tatsächlich Doktor mit Vornamen heißen?* Nicht dass er gleichgültig wäre. Nur erwarte ich etwas mehr als bloß: »Das geht von selbst vorbei.« Der Blitz im Auge verschwand, genau wie er gesagt hatte, und ich bin seither Dutzenden von Leuten begegnet, die einen Fettgewebstumor haben und prima damit klarkommen. Vielleicht wünsche ich mir als Amerikaner, dass die Dinge bombastischere Namen haben. Und ich erwarte ein bisschen mehr Ernsthaftigkeit. »Meine Tests haben ergeben«, würde ich gerne hören, »dass Sie unter beidseitiger ganglialer Abnutzung leiden, oder, in der Sprache des Laien, unter einer kartoidalen Ruptur des venalen Septrumus. Hunde haben so etwas häufig, und meistens sterben sie daran. Aus diesem Grund möchte ich mit äußerster Vorsicht vorgehen.«

Für meine fünfzig Dollar möchte ich die Praxis in Tränen aufgelöst verlassen, aber stattdessen komme ich mir vor wie ein Hypochonder, und so einer bin ich ausnahmsweise *nicht*. Wenn mein französischer Hausarzt ein wenig enttäuschend ist, so gleicht mein französischer Paradontologe das allemal aus. Ich habe nur Gutes über Dr. Guig zu sagen, der mich, was mein Zahnfleisch betrifft, vor dem Schlimmsten bewahrt hat. Zweimal in unserer zehnjährigen Beziehung hat er chirurgische Eingriffe vorgenommen. Im letzten Jahr dann zog er vier meiner unteren Schneidezähne, bohrte ein Loch in meinen Unterkiefer und zementierte darin zwei Aufbaustifte. Zuvor jedoch musste ich mich hinsetzen, und er erklärte mir das Verfahren, wobei er jede Menge großer

Wörter benutzte, wodurch ich mich tragisch und bedeutend fühlen durfte. »Wir beginnen am Dienstagmorgen um neun, und es wird mindestens drei Stunden dauern«, sagte er, wie üblich, auf Französisch. »Abends um sechs setzt Ihnen Ihr Zahnarzt die provisorischen Implantate ein, aber ich möchte Sie trotzdem bitten, sich den ganzen Tag freizuhalten.«

Als ich nach Hause kam, fragte ich Hugh: »Was glaubt er, wo ich mit vier Zahnlücken hinwill?«

Ich gehe für chirurgische Eingriffe und Konsultationen zu Dr. Guig, aber die halbjährliche Zahnreinigung übernimmt seine Partnerin, Dr. Barras. Was sie in meinem Mund anstellt, ist unaussprechlich, und weil ich dabei so sehr ins Schwitzen gerate, habe ich mir angewöhnt, Wechselkleidung mitzubringen und mich vor dem Heimweg in der Toilette umzuziehen. »Ach, Monsieur Sedaris«, sagt sie lachend. »Sie sind wie ein Kind.«

Vor einem Jahr kam ich zu ihr und verkündete, ich hätte seit meinem letzten Besuch jeden Abend Zahnseide benutzt. Ich dachte, dafür würde ich ein Lob einheimsen − »Wie umsichtig von Ihnen, und so diszipliniert!« −, aber stattdessen sagte sie: »Ach, das ist doch nicht nötig.«

Nicht anders war es, als ich mich über meine Zahnlücken beklagte. »Ich habe als Kind eine Klammer getragen, aber vielleicht brauche ich wieder eine«, sagte ich ihr. Ein amerikanischer Zahnarzt hätte mich an einen Kieferorthopäden überwiesen, aber Dr. Barras fand mich bloß hysterisch. »In Frankreich nennt man so etwas ›Spaßzähne‹«, sagte sie. »Warum in aller Welt wollen Sie sie richten lassen?«

»Nun ja, weil ich statt Zahnseide den Gürtel meines Bademantels zur Reinigung benutzen kann?«

»Genug davon«, sagte sie. »Schluss mit der Zahnseide. Sie haben abends etwas Besseres zu tun.«

Ich vermute, genau hier kommt der Spaß ins Spiel.

Dr. Barras hat eine kranke Mutter und einen Langhaarkater namens Andy. Wenn ich schwitzend und mit aufgerissenem Mund daliege, fährt sie mir mit ihrem elektrischen Haken unter den Zahnfleischrand und bringt mich über ihr Leben seit meinem letzten Besuch auf den neuesten Stand. Ich verlasse ihre Praxis immer mit dem Mund voller Blut, freue mich aber dennoch stets auf meinen nächsten Termin. Sie und Dr. Guig sind *meine* Leute, völlig unabhängig von Hugh, und auch wenn es übertrieben wäre, sie als Freunde zu bezeichnen, denke ich doch, sie würden mich vermissen, wenn mich ein Fettgewebstumor dahinraffte.

Ähnlich ist es mit meinem Zahnarzt, Dr. Granat. Er hat meine Implantate nicht hergestellt – das war das Werk des Zahnprothetikers –, aber er hat den Abdruck genommen und dafür gesorgt, dass die Zähne richtig sitzen. Dazu waren fünf Behandlungstermine im Winter 2011 nötig. Einmal in der Woche erschien ich in seiner Praxis und kletterte auf den Behandlungsstuhl. Dann ließ ich mich mit offenem Mund zurücksinken. »*Ça va?*«, fragte er ungefähr alle fünf Minuten, was so viel bedeutet wie »Alles in Ordnung?«. Ich antwortete mit einem leisen Piepser. Wie eine Türklingel. »Ä-hm.«

Implantate werden in zwei Arbeitsschritten eingesetzt. Zuerst wird einem ein Provisorium in den Mund geschraubt, das aussieht wie ein Klotz und farblich nicht zum Rest des Gebisses passt. Das endgültige Implantat ist dann feiner gearbeitet und irgendwie bemalt oder gefärbt, sodass es zu den benachbarten Zähnen passt. Meine vier künstlichen Schneidezähne sind zu einer Leiste verbunden, die tatsächlich mit einem Schraubenzieher an Ort und Stelle festgeschraubt wurde. Damit sie richtig aufeinanderpassen, müssen die Zähne exakt sitzen, weshalb mein Zahnarzt sie einsetzte und wieder herausnahm, um kleinere Anpassungen vorzunehmen. Einsetzen, herausnehmen. Wieder und wieder. Den Schmerz spürte ich zu diesem Zeitpunkt schon nicht mehr, sodass ich einfach nur dalag und versuchte, ein guter Patient zu sein.

Dr. Granat hat in seinem Behandlungszimmer einen kleinen stummen Fernseher an der Decke hängen, und bei jedem meiner Besuche läuft der französische Reisekanal Voyage. Einmal sah ich einer Gruppe Bergbewohner dabei zu, wie sie ein Yak schmückten. Sie behängten es nicht mit Lichterketten, aber alles andere war erlaubt: bunte Bänder, Glöckchen und silberne Hütchen für die Enden der Hörner.

»*Ça va?*«

»Ä-hm.«

In einer anderen Woche befanden wir uns irgendwo in Afrika, wo eine fünfköpfige Familie etwas ausgrub, was aussah wie ein Nest voller Mäuse. In dem Moment erschien Dr. Granats Arzthelferin, um etwas zu fragen, und als ich wieder auf den Bildschirm sah, waren die Mäuse gehäutet und wie ein Kebab auf Stöcke gespießt. Nach einer erneuten Ablenkung war die afrikanische Familie damit beschäftigt, die Mäuse über einem Lagerfeuer zu rösten und mit den Fingern zu verspeisen.

»*Ça va?*«, fragte Dr. Granat, und ich hob meine Hand, was in der internationalen Zeichensprache für Zahnärzte bedeutet: »Ich muss Ihnen dringend etwas mitteilen.« Er zog seinen Schraubenzieher aus meinem Mund, und ich deutete auf den Bildschirm. *»Ils ont mangé des souris en brochette«*, sagte ich, und meinte: »Sie haben gerade Maus am Spieß gegessen.«

Er wandte sein Gesicht zum Bildschirm. *»Ah, oui?«*

Als regelmäßigen Zuschauer des Reisekanals kann Dr. Granat nichts mehr überraschen. Er hat alles gesehen, und obendrein ist er selbst viel gereist. Genau wie Dr. Guig. Dr. Barras hat in letzter Zeit keine aufregenden Reisen unternommen, aber wie sollte sie auch, bei ihrer kranken Mutter? Angesichts des großen professionellen Aufgebots sollte man meinen, dass mein Gesicht nicht mehr einem Halloweenkürbis ähnelt. Man sollte meinen, dass ich beherzt in einen Maiskolben beißen oder zumindest das Fleisch von einem Hähnchenknochen zerren kann, aber das wird noch einige Jahre dauern, wenn wir uns um die beiden oberen Schneidezähne und ihre wackligen Nachbarn gekümmert haben. »Aber danach muss ich weiterhin regelmäßig zu Ihnen kommen, oder?«, fragte ich beinahe panisch Dr. Guig. »Mein Zahnfleisch muss weiter behandelt werden, nicht wahr?«

Früher habe ich um Zahnärzte und Paradontologen einen großen Bogen gemacht, doch mittlerweile hänge ich an ihnen wie ein Stalker, nicht weil ich auf ein Hollywoodlächeln aus bin, sondern weil ich ihre Gesellschaft genieße. Ich bin glücklich in ihren Wartezimmern, auf deren Tischen sich *Gala* und *Madame Figaro* stapeln. Ich liebe das genuschelte Französisch, das aus ihrem Mundschutz dringt. Keiner von ihnen hat mich je David genannt, sooft ich sie auch dazu aufgefordert habe. Für sie bin ich Monsieur Sedaris, nicht mein Vater, sondern das kleinere, europäische Modell.

Monsieur Sedaris mit den vier künstlichen unteren Schnei-
dezähnen. Monsieur Sedaris mit den Spaßzähnen, der so
fürchterlich schwitzt, dass er die Praxis zwei Kilo leichter
verlässt. Der auf die Toilette zeigt und die Sprechstundenhilfe fragt, ob er sich kurz umziehen kann, und dann frisch
gekleidet die Treppe hinunterschleicht, ein bittersüßes, blut-
verschmiertes Lächeln im Gesicht, und die Tage zählt, bis er
sich wieder der Obhut dieser eigentümlichen staatlichen
Fürsorge anvertrauen kann.

GUTER JUNGE

Es war Winter in New York, und ich vertrieb mir vor einem Kinobesuch die Zeit. Einige Wochen alter Schnee vergammelte am Straßenrand, und ich bemerkte den vielen Müll darin, als eine Männerstimme rief: »Zivilfestnahme!« Ich wusste zwar, dass es so etwas gibt, aber man erlebt nie eine, deshalb nahm ich an, es handle sich um einen Scherz – so etwas wie *Versteckte Kamera* oder ein Student, der einen Film drehte.

»Zivilfestnahme!«, wiederholte der Mann. Er stand vor Fairway, einem Lebensmittelgeschäft Ecke Broadway und 74th Street. Gepflegtes, zinnfarbenes Haar bedeckte kranzförmig seinen Kopf, dessen Oberfläche kahl war und vor Kälte wie wund aussah. Der Mann trug eine dicke Daunenjacke, und als ich näher auf ihn zukam, sah ich, dass seine Hand auf der Schulter eines Teenagers lag, eher als Zeichen, dass er ihn auf frischer Tat ertappt hatte, als dass er ihn festhielt.

»Zivilfestnahme. Zivilfestnahme!« Ich fragte mich, welches Verbrechen der Junge begangen hatte, und den Leuten um mich herum nach zu schließen, von denen viele stehen geblieben waren oder zumindest langsamer gingen, war ich nicht der Einzige. Etwas Silbernes war zu Boden gefallen, und als ich erkannte, dass es ein Magic Marker war, stürzte ein Paar aus dem Geschäft – anscheinend die Eltern des Jungen, denn sie liefen sofort zu ihm. »Zivilfestnahme«, wiederholte der Mann. »Er hat den Briefkasten mit Graffiti beschmiert!«

Ich erwartete, die Eltern würden sagen: »Er hat *was* gemacht?« Aber statt mit ihrem betreten dreinblickenden Sohn zu schimpfen, gingen sie auf den Mann los, der ihn geschnappt hatte. »Mit welchem Recht haben Sie unser Kind angefasst?«

»Aber der Briefkasten«, erklärte der Mann. »Ich habe gesehen, wie er ...«

»Es ist mir ganz egal, was er gemacht hat«, sagte die Frau. »Sie haben kein Recht, meinen Sohn anzufassen.« Sie ließ es wie einen sexuellen Übergriff klingen, als habe seine Hand auf dem Po des Jungen gelegen statt schwerelos auf seiner Schulter. »Was glauben Sie, wer Sie sind?« Sie wandte sich an ihren Mann. »Douglas, ruf die Polizei.«

»Schon dabei«, sagte er.

Während ich ihm beim Wählen zusah, dachte ich: *Meinen die das ernst?* Hätte man mich mit dreizehn dabei erwischt, wie ich einen Briefkasten beschmierte, hätten meine Eltern sich bei dem Mann bedankt und ihm die Hand geschüttelt. »Wir machen das schon«, hätten sie ihm versichert. Und dann hätten sie mich vor allen Leuten verdroschen — nicht nur ein paar leichte Klapse, sondern richtig, wackelnde Zähne und schluchzendes Um-Gnade-Flehen inklusive. Und das wäre bloß der Anfang gewesen. Man hätte mir nicht nur mein Taschengeld gestrichen, sondern mich auch in mein Zimmer gesperrt, und für jede Stunde, die ich draußen verbringen wollte, hätte ich einen Dollar bezahlen müssen, was in der heutigen Währung etwa siebzehn Dollar entspricht.

»Aber wie soll ich denn Geld verdienen, wenn ich nicht rausdarf?«, hätte ich gejammert.

»Das hättest du dir überlegen sollen, bevor du den Briefkasten beschmiert hast«, hätte mein Vater mir erklärt, während meine Mutter meine Arme hinter meinem Rücken festgehalten und er mich mit einem Golfschläger verprügelt hätte. In die Nüsse.

Niemals hätten sie mich blindlings verteidigt oder auch nur nach meiner Version der Geschichte gefragt, weil mich das auf eine Stufe mit dem Erwachsenen gestellt hätte. Wenn ein wildfremder Mann einem eine Straftat unterstellte, dann hatte man sie auch begangen. Oder man hätte sie begehen können. Oder man hatte zumindest daran gedacht, sie zu begehen. Es gab keine Auseinandersetzung, kein »Erziehungsmanagement« so wie heute. Alle diese jungen Mütter, die ihre aufbrausenden Dreijährigen durch den Supermarkt schieben. Die Namen der Kinder erinnern immer irgendwie an die von Präsidenten, und genauso verhalten sie sich auch. »Mami hat verstanden, dass du Süßigkeiten möchtest«, sagt die Frau, »aber zuerst musst du ihre Haare loslassen, damit Mami die Rolle Schokodrops zurück ins Regal legen kann.«

»Nein!«, brüllt McKinley oder Madison. Oder Kennedy oder Lincoln oder Baby Reagan mit hochrotem Kopf. Wenn ich das sehe, möchte ich jedes Mal einschreiten. »Hören Sie«, möchte ich sagen. »Ich bin selbst kein Vater, aber ich denke, es wäre das Beste, dem Kind eine runterzuhauen. Es wird nicht aufhören zu schreien, aber zumindest hat es dann einen Grund.«

Ich weiß nicht, wie Eltern von heute das schaffen, ihre Kinder jeden Abend stundenlang ins Bett zu bringen, ihnen

Bücher über verirrte Kätzchen oder Seehunde in Uniformen vorzulesen, und wieder von vorne anzufangen, wenn das Kind es befiehlt. Bei uns zu Hause brachten unsere Eltern uns mit zwei simplen Worten zu Bett:»Ruhe jetzt.«Danach wurde das Licht ausgemacht. Unsere Bilder hingen nicht am Kühlschrank oder in dessen Umgebung, weil unsere Eltern sie für das hielten, was sie waren: Müll. Sie lebten nicht in einem Haus für Kinder, sondern wir lebten in ihrem.

Wir durften uns auch nicht aussuchen, was wir essen wollten. Ein Freund von mir hat einen siebenjährigen Sohn, der nur Lebensmittel isst, die weiß sind. Hätte ich so etwas versucht, hätten meine Eltern gesagt:»Abgemacht!«und mir eine Schale Leim, gefolgt von Fugenmasse und, wenn ich brav gewesen wäre, etwas Sperma vorgesetzt. Niemand hätte sie für streng gehalten. Oder ihnen Missbrauch vorgeworfen. Die Regeln waren damals einfach andere, besonders was körperliche Züchtigung anging. Man durfte nicht bloß seine eigenen Kinder schlagen, sondern auch die anderer Leute. Als ich in der fünften Klasse war, rief ein Nachbarsjunge meiner Mutter einmal »Zimtzicke« hinterher. »Dabei habe ich überhaupt nichts getan«, sagte meine Mutter zu meinem Vater. »Ich kam mit Lisa vom Arzt zurück, und er warf es mir aus heiterem Himmel an den Kopf.« Im vierten Monat schwanger mit meinem Bruder Paul, zündete sie sich eine Zigarette an und goss sich aus dem Zweihundertliterkanister Wein neben dem Toaster ein Glas ein.

»Welcher Junge?«, fragte mein Vater. Er war gerade von der Arbeit nach Hause gekommen und stand mit einem Glas Gin auf Eis in der Hand in der Küche. Vor ihm auf der Anrichte standen Cracker und ein Stück dick mit Senfsauce bestrichener Schmelzkäse. »Oh, untersteh dich«, sagte er, als ich nach dem Messer griff. »Der ist für mich, verdammt noch mal.«

»Aber kann ich nicht …«

»Wenn du einen Snack nach der Arbeit willst, besorg dir einen Job«, sagte er, offenbar vergessend, dass ich erst elf Jahre alt war.

»Also, wie heißt der Bursche, der deine Mutter eine Zimtzicke genannt hat?«, fragte er. »Sag mir den Namen, damit ich ein Wörtchen mit ihm reden kann.«

Als ich sagte, ich wisse es nicht, sah er mich enttäuscht an, als sei ich nicht ganz zurechnungsfähig. »Nun, kannst du nicht wenigstens raten?«

»Keine Ahnung.« Niemand in unserer Straße hatte einen Grund, meine Mutter zu beschimpfen. Vermutlich hatte ein Junge aus der Nachbarschaft ein neues Schimpfwort ausprobieren wollen — allerdings ein bisschen spät, weil unser Ende der Straße es bereits seit Monaten kannte. »Es bezeichnet eine Ziege«, erklärte ich meinen Schwestern, »aber man sagt es auch zu einer Frau, die ständig rummeckert und einen nicht in Ruhe lässt.«

Der Tag, an dem jemand meine Mutter eine Zimtzicke genannt hatte, war so wie jeder andere. Mein Vater machte sich wie immer nach der Arbeit einen Drink und einen besonderen Snack. Als meine Mutter zum Essen rief, zog er Jacke und Hose aus und setzte sich zu uns an den Tisch. Von der Tischplatte an aufwärts sah er ganz normal aus — das gebügelte Hemd, die gelockerte Krawatte —, aber darunter saß er in Unterhose und mit nackten Beinen. »Deine Mutter sagt also, dass ihr heute Nachmittag jemand ein nicht besonders nettes Wort hinterhergerufen hat«, sagte er, an meine ältere Schwester gewandt. »Du warst mit ihr im Auto. Irgendeine Vorstellung, wer es gewesen sein könnte?«

Lisa vermutete, dass es Tommy Reimer gewesen war, nicht weil sie ihn erkannt hätte, sondern weil es in der Nähe seines Hauses passiert war.

»Tommy Reiner, meinst du?« Mein Vater sah über den Tisch hinweg zu meiner Mutter. »Ist das nicht einer von Hals Jungen?«

»Oh, Lou, vergiss es«, sagte meine Mutter.

»Was soll das heißen, vergiss es? Ein Kind, das solche Ausdrücke benutzt, hat ein Problem, und ich werde zusehen, dass es beseitigt wird.«

»Vielleicht habe ich mich auch verhört«, sagte meine Mutter. »Oder vielleicht hat er mich mit jemandem verwechselt. Das wird es gewesen sein.«

»Das wird sich klären, wenn ich mit ihm spreche«, sagte mein Vater als Hinweis, dass das Thema für ihn erledigt war und wir uns anderen Dingen zuwenden konnten. Als ihre Kinder groß geworden und aus dem Haus waren, aß meine Mutter erst spät, oft allein vor dem Fernseher, Stunden nachdem sie das Essen für unseren Vater zubereitet hatte, aber damals wurde bei uns um sechs zu Abend gegessen, so wie bei allen anderen Familien in unserer Straße. An diesem Abend war die Sonne noch nicht untergegangen. Es war Anfang September, und auch wenn ich nicht mehr weiß, was es gab, kann ich mich noch genau erinnern, wie ich beim Klang der Türklingel zusammenzuckte.

Oh, Gott, dachte ich, so wie jeder andere am Tisch. Wenn es zur Essenszeit schellte, ließ es sich unser Vater nicht nehmen, zur Tür zu gehen und den Besucher in strengem Ton zu ermahnen, dass es keine gute Idee sei, Leute beim Essen zu stören. Egal ob es eine Nachbarin oder einer unserer Freunde war. Ob eine Pfadfinderin, die Kekse verkaufte, oder ein Fremder, der Unterschriften sammelte – wenn die Tür aufging, hatte jeder, der davorstand, den gleichen überraschten, ungläubigen Ausdruck im Gesicht, der in den höflicheren Umgangsformen der damaligen Zeit übersetzt hieß: »Wo ist Ihre Hose, Sir?«

Lisa hatte an diesem Tag vorzeitig den Unterricht verlassen. Eine Klassenkameradin sollte ihr die Hausaufgaben bringen, und weil sie befürchtete, es könnte sie sein, sprang sie auf und rief auf dem Weg zur Tür: »Alles okay. Bin schon unterwegs.«

Mein Vater stand auf und setzte sich wieder. »Wer auch immer es ist, sag ihm gefälligst, wir sind beim Essen.« Er sah meine Mutter finster an. »Wer zum Teufel will um diese Uhrzeit zu uns?«

Wir alle horchten angestrengt, wer der Besucher war, und als Lisa sagte: »Oh, hi, Tommy«, sprang unser Vater auf und rannte zur Tür. Kurz darauf standen auch wir in der Tür und sahen den Jungen, der eine Klasse unter mir war, mit zappelnden Beinen vor der Holzverkleidung unseres Carports hängen. Mein Vater hatte ihn am Hals gepackt und hochgehoben.

»Dad«, riefen wir. »Dad, hör auf. Das ist der falsche Junge. Du suchst Tommy Reimer, aber das ist Tommy Williams!«

»Wer?« In Arbeitshemd und Unterhose wirkte er Furcht einflößend, aber auch komisch, wie ein Bär, der sich für ein Job-Interview schick gemacht hatte.

»Lou, um Gottes willen, lass den Jungen runter«, sagte unsere Mutter.

Mein Vater setzte Tommy mit den Füßen auf den Boden, wo er sich vornüberbeugte und nach Luft schnappte. Er war ein pummeliger Kerl, und sein Gesicht, das normalerweise blass und voller Sommersprossen war, war rot wie ein Valentinsherz.

»Na, mein Junge«, sagte mein Vater ebenso unerwartet wie aufgesetzt freundlich. Er legte Tommy eine Hand auf die Schulter. »Alles in Ordnung? Möchtest du ein Eis? Wie wär's mit etwas Eiscreme?«

»Vielen Dank«, krächzte Tommy. »Ich glaube, ich gehe jetzt lieber nach Hause.«

»Aber nicht doch«, sagte mein Vater und schob den Jungen durch die offene Tür. »Wir freuen uns über deinen Besuch. Komm nur rein und leiste uns Gesellschaft.« Dann drehte er sich zu mir und flüsterte: »Treib Eiscreme auf, aber dalli.«

Wenn es in unserem Haus irgendetwas gegeben hätte, das *echter* Eiscreme nahekam, hätten wir es längst selbst aufgegessen. Aus diesem Grund sah ich erst gar nicht im Eisschrank in der Küche oder im zweiten Eisschrank im Geräteschuppen nach, sondern ging geradewegs zu der friedlich vor sich hin gammelnden Tiefkühltruhe im Keller. Hinter den vor Jahren im Sonderangebot gekauften Hühnchen und den von blutigen Eisklumpen wie von Kastanien umhüllten Braten fand ich einen Becher Milcheis mit Vanillegeschmack und der Farbe von Eiter. Es befand sich bereits so lange dort, dass ich mir beim Blick auf das Preisschild alt vorkam. »Fünfunddreißig Cent! Dafür bekommt man heutzutage nichts mehr.«

Es spricht Bände über die damalige Zeit, dass ich mir darüber Gedanken machte, während mein Freund, den Hals weinrot wie ein Dompfaff, bei uns am Esstisch saß. Selbst wenn Tommy geflohen und nach Hause gerannt wäre, hätten seine Eltern kaum die Polizei gerufen, geschweige denn uns verklagt und ins Armenhaus gebracht. Es hätte keine bösen Worte gegeben, wenn sich unsere Väter das nächste Mal auf der Straße getroffen hätten, warum auch? Ihr Sohn war nicht gestorben, sondern hatte bloß eine Minute lang ohne Sauerstoff auskommen müssen. Machte ihn das nicht stärker?

Als ich den Becher öffnete, sah ich, dass das Eis vor dem Einfrieren aufgetaut war. Es war von einer zwei Zentimeter dicken Schneeschicht überzogen, hatte eine merkwürdige, irgendwie samtige Konsistenz und war so hart, dass sich der Löffel verbog und sich nur dünne, durchsichtige Späne abschaben ließen. Ich musste meine ganze Kraft aufwenden, um eine Schale Eis auszustemmen, aber zuletzt hatte ich es geschafft. Dann lief ich zu Tommy und stellte sie vor ihn auf den Tisch. Es war merkwürdig, ihn mit einer Dessertschale zu sehen, während alle anderen große Essensteller vor sich hatten. Eine Minute lang saß er bloß da, starrte auf den Tisch und blinzelte. Mein Vater nahm dies als Ausdruck des Staunens. »Nur zu«, sagte er. »Der ist ganz allein für dich. Und wenn du möchtest, haben wir bestimmt auch noch einen Nachschlag.«

Tommy sah uns an, sieben wachsame Augenpaare, und nahm den Löffel zur Hand.

»So ist es richtig«, sagte mein Vater. »Guter Junge. Schön aufessen.«

THINK DIFFERENTER

Von den vielen Redewendungen, die wir Amerikaner zu häufig gebrauchen, ist die ärgerlichste für mich: »Auch Blinde sind Menschen.« Vermutlich sind sie das, aber der Satz klingt so moralisierend und betroffen, als wenn alle deine Freunde blind wären – was sie wahrscheinlich nicht sind. Ich persönlich kenne keinen Blinden, obwohl der Typ, bei dem ich immer meine Zeitung gekauft habe, ziemlich übel grauen Star hatte. Über dem linken Auge trug er eine Klappe, und das rechte erinnerte mich an den Himmel in einem Werwolffilm, mit einem blassblauen Mond, über den dunkle Wolken ziehen. Dennoch sah er noch gut genug, um einen kanadischen Quarter zu entdecken. »Oh, nichts da«, sagte er zu mir, als ich das letzte Mal etwas bei ihm kaufte. Und dann packte er tatsächlich meine Hand.

Ich zog sie zurück. »Wenn Sie entschuldigen.« Dann sagte ich: »Ich werde mich wohl nach einem anderen *kiosque* umsehen müssen.« Normalerweise sage ich »Kiosk«, aber ich wollte, dass er mich für einen Kanadier hielt, was sogar hätte sein können, wenn ich ein paar Hundert Meilen weiter nördlich geboren worden wäre. Dieser halbblinde Drecksskerl. Ich bin es leid, solche wie den zu verteidigen.

Nummer zwei auf meiner Liste ärgerlicher Redewendungen ist: »Ich werde nie den Tag vergessen, ...« Wenn Leute damit anfangen, denke ich gleich: *Gähn. Wieder so eine langweilige Geschichte.* Wie zum Beispiel auf der Party zum 4. Juli, die jedes Jahr bei uns in der Wohnanlage gefeiert wird. Letztes Jahr bin ich hingegangen und stand mit diesem Teddy, der zwei Türen weiter wohnt, und einer Frau aus dem Erdgeschoss am Pool. Das Feuerwerk war gerade vorbei, als Teddy plötzlich und ohne jeden Anlass aufs Wasser starrte. »Ich werde nie den Tag vergessen, an dem meine fünfjährige Tochter ertrank«, sagte er mit trauriger Stimme, als wäre es in dieser Woche und nicht schon vor einem Jahr passiert.

Die Frau aus dem Erdgeschoss legte ihre Hand auf seine Schulter. »Oh, mein Gott«, sagte sie. »Das ist die traurigste Geschichte, die ich je gehört habe.«

Ich stand daneben und dachte nur, man soll niemals nie sagen, erst recht nicht, wenn es ums Erinnern geht. Die Leute werden älter, und man wundert sich nur, was sie alles vergessen. Vor einigen Wochen, zum Beispiel, rief ich meine Mutter an, um ihr zum Geburtstag zu gratulieren, ihrem achtzigsten. »Ich wette, du wünschtest, Dad wäre noch am Leben«, sagte ich. »Dann könntet ihr beide zusammen feiern.«

»Aber das ist er doch«, sagte sie.

»Tatsächlich?«

»Aber sicher«, sagte sie. »Was glaubst du, wer den Hörer abgenommen hat?«

Da bin ich gerade erst fünfzig geworden und habe vergessen, dass mein Vater noch nicht gestorben ist! Allerdings muss ich zu meiner Verteidigung sagen, dass er nahe dran ist. Zwar ist er im Augenblick noch leidlich gesund, aber er macht nichts mehr von den Dingen, die er früher gemacht hat, wie etwa mir Geld zuzustecken oder das Fahrradfahren beizubringen.

Es gibt Dinge, die vergisst man ganz selbstverständlich — Computerpasswörter, das Verweilen des eigenen Vaters unter den Lebenden —, und es gibt solche, die man gerne vergessen würde, aber es nicht kann. Als ich zum Beispiel in der dritten Klasse war, sah ich, wie unser Hund Pepper einem kleinen Kaninchen den Kopf abbiss. Ich meine, einfach so, wie man den Deckel von einem Aspirinröhrchen schnippt. Ich sehe es vor mir, als wäre es gestern gewesen, wohingegen die Geburt meines ersten Kindes — gähnende Leere. Ich weiß, dass ich im Kreißsaal war. Ich weiß sogar noch, welche Musik ich auf meinem Walkman hörte, aber was die eigentliche Geburt angeht — nichts. Ich kann nicht einmal mehr sagen, ob es ein Junge oder ein Mädchen war, aber das ist normal für eine erste Ehe.

Dafür werde ich nie das Gewicht des Walkmans vergessen und wie schwer er in meiner Jackentasche lag. Heutzutage wäre das, als würde man einen Ziegelstein mit sich rumschleppen, aber damals konnte man sich kaum etwas Moderneres vorstellen. Als der erste iPod auf den Markt kam, dachte ich, er würde sich nie durchsetzen. Ist das nicht komisch? Genau das Gleiche dachten auch die alten Spinner, als das Auto erfunden wurde, nur war ich jetzt der Spinner! Ich hielt an meinem Walkman fest, bis der iPod shuffle herauskam. Erst da knickte ich ein und kaufte mir einen.

Ich heiratete auch wieder, aber es hielt nur bis zum iPod nano, den der Junge aus dieser Ehe — ein Junge, da bin ich mir ziemlich sicher — zusammen mit meinem Portemonnaie und den Wagenschlüsseln in der Toilette versenkte. Statt alles herauszufischen und mir die Hände schmutzig zu machen, verließ ich Frau und Kind und zog in den Apartmentkomplex, den ich bereits zu Anfang erwähnt habe. Zuerst wollte ich mir einen neuen iPod nano kaufen, aber dann wartete ich eine Weile und holte mir ein iPhone, das ich definitiv nicht dazu benutze, meine beiden Exfrauen oder die Kinder anzurufen, die sie mir angehängt haben. Ich lese darauf auch die Zeitung, obwohl es die Augen anstrengt, also hör gut zu, Kioskbesitzer – inzwischen bin ich halb blind, und du bist deinen Job los!

Nach dem iPhone 2 kam das iPhone 3, aber ich kaufte weder 4 noch 5, weil ich auf das iPhone 7 warte, das, wie ich aus vertraulicher Quelle weiß, auch als Taser benutzt werden kann. Dann brauche ich den auch nicht mehr mit mir herumzuschleppen. Und ist das nicht die eigentliche Aufgabe der Technik? Uns das Leben zu erleichtern? Unseren Horizont zu erweitern? Es uns zu ermöglichen, mit unserem Anwalt zu sprechen, Musik von Styx zu hören, die Todesanzeigen am Wohnort unserer Eltern zu verfolgen, Rassenunruhen zu filmen, eine SMS zu verschicken und unsere Umwelt permanent in stummes Erstaunen zu versetzen?

Das alles am Steuer eines Wagens zu tun ist an meinem gegenwärtigen Wohnort verboten, weshalb ich an einen Ort ziehen werde, wo die Freiheit noch etwas bedeutet. Ich verrate nicht, wo das ist, weil es noch lange so bleiben soll. Ich sage nur, es ist einer der wenigen Bundesstaaten, in denen Geistesgestörte legal eine Feuerwaffe besitzen können. Ursprünglich war der Besitz auf Flinten beschränkt, aber inzwischen dürfen sie jede Waffe offen oder versteckt mit sich herumtragen wie jeder normale Mensch auch. Wer glaubt, ein geistig Verwirrter hätte nicht das Recht, mit einer abgesägten Schrotflinte zur Trauung seiner Exfreundin in der

Kirche zu erscheinen, ist selbst Teil des Problems. Die Wahrheit ist, dass Verrückte – die eigentlich ganz normale Menschen sind, aber häufiger missverstanden werden – das gleiche Recht haben, sich zu verteidigen, wie wir.

Wo Freiheit herrscht, kann die Vorstellungskraft ungehindert schweifen. Wäre ich in dem Bundesstaat geboren, in dem ich mich niederlassen will, wer weiß, was inzwischen aus mir geworden wäre – Kieferchirurg, vielleicht, oder auch der Herrscher über das ganze ländliche Amerika. Andere Könige würden mir Tribut zollen und Vieh und kostbare Edelsteine zum Geschenk machen, aber ich glaube nicht, dass ich in meinem tiefsten Inneren ein anderer wäre, als ich heute bin: einfach ein Typ mit einem Telefon, der auf den Tag wartet, an dem er sich ein noch besseres kaufen kann.

ERINNERUNGSBAHNEN

Ich habe mir immer gesagt, mit fünfzig würde ich die Oper entdecken, nicht nur beiläufig, sondern mit Leib und Seele. Ich würde die Komponisten studieren, Italienisch lernen, mir vielleicht sogar ein Operncape kaufen. Es schien mir eine Sache zu sein, der sich ein älterer Mensch verschreiben kann – deshalb habe ich sie auch so lange vor mir hergeschoben. Dann wurde ich fünfzig, doch statt der Oper entdeckte ich das Schwimmen. Genauer gesagt, ich entdeckte es *wieder*. Ich habe mit zehn Jahren schwimmen gelernt, in einem Schwimmkurs im Raleigh Country Club. Es gab noch eine feinere Adresse, den Carolina Country Club, aber ich glaube nicht, dass dort Yankees zugelassen waren. Genauso wenig wie Juden, wenn ich mich recht erinnere. In unserem Country Club waren die einzigen Schwarzen, an die ich mich erinnere, Angestellte, und jeder, auch die Kinder, nannten sie bei ihrem Vornamen. Der Mann hinter der Bar war Ike. Für sie war ich der elfjährige Mr. Sedaris.

Der feinere Country Club folgte dem Grundsatz, dass Raleigh etwas darstellte, über ehrwürdige, alteingesessene Familien verfügte und dass diese einen Ort brauchten, an dem sie zusammenkommen konnten, ohne betatscht zu werden. Wäre uns dies nicht so lächerlich vorgekommen, hätten die Leute unseres Clubs verzweifeln müssen. Stattdessen herrschte die Einstellung: Was habe ich für ein Geld gespart, weil ich nicht gut genug bin!

Ich kann nicht für die Golfplätze der beiden Clubs sprechen, aber ihre Pools hatten die gleiche Größe, und an heißen, windstillen Tagen konnte man sie auf die gleiche Entfernung riechen. Es waren die reinsten Chlorgruben. Chemiebäder. Am tiefen Ende tauchten meine Schwester und ich nach Nickeln. Warf man eine Münze ins Wasser, war, wenn man sie wieder herausholte, Jeffersons Gesicht halb weggeätzt. Zur Mittagszeit stellten wir uns in die Schlange vor dem Kiosk, mit Haaren wie Zuckerwatte und kleinen, brennenden Augen, die aussahen wie Cranberrys.

Ich nahm im Juni 1966 Schwimmunterricht, als wir im ersten Jahr Mitglieder waren. Im darauf folgenden Jahr gehörte ich zum Schwimmteam. Das klingt nach einer großartigen Leistung, aber ich glaube, 1967 konnte jeder zum Raleigh-Country-Club-Schwimmteam gehören. Man musste lediglich in einer orangefarbenen Speedo erscheinen.

Vor meiner ersten Stunde gehörte Schwimmen für mich in die gleiche Kategorie wie Laufen oder Radfahren: Man tat es, um von einem Ort zum anderen zu kommen. Ich hatte mir nie Gedanken darüber gemacht, wie gut ich darin war. Erst bei einem Wettkampf fühlte ich mich angespannt und verlegen. Genauer gesagt, bei Wettkämpfen gegen Jungen. Bei Mädchen hatte ich kein Problem, besonders wenn sie jünger waren als ich. Jünger und körperbehindert war noch besser. Man brauchte mich nur gegen eine Erstklässlerin mit einer Beinschiene antreten zu lassen, und ich pflügte wie ein Schnellboot durchs Wasser. Wenn es ums Gewinnen ging, betrieb ich nie Haarspalterei.

Die meisten meiner Auszeichnungen hatte ich für sportliches Verhalten bekommen, das zweischneidigste Kompliment überhaupt. Wenn sich die Startpistole hob, sah ich zu meinen Konkurrenten hinüber, die mit zuckenden Muskeln auf den Startblöcken standen. Von der Seite waren die feuchtfröhlichen Anfeuerungsrufe der Eltern zu hören, und ich dachte daran, dass einer von uns verlieren musste und dass ich dies übernehmen könnte. Egal ob ich einen guten Platz machte oder Letzter wurde, zuletzt war ich einfach nur erleichtert. Das Rennen war vorüber, und ich konnte nach Hause gehen. Dann wurde der nächste Wettkampf angekündigt, und alles ging wieder von vorne los: die schlaflosen Nächte, die Bauchschmerzen, das lähmende, allumfassende Untergangsgefühl. Meine Schwestern Lisa und Gretchen gehörten ebenfalls zur Mannschaft, aber ich glaube nicht, dass sie ähnliche Sorgen quälten. Für mich war jeder Wettkampftag gleich. »Mom«, sagte ich ächzend, wie jemand, der unter einem Felsen liegt, »ich fühle mich nicht gut. Vielleicht sollten wir …«

»Oh, kein Wort mehr.«

Wenn ich die Schule hätte schwänzen wollen, hätte sie mich zumindest ausreden lassen, aber mit der Schule hatte sie auch nichts zu tun. Im Club hingegen stand sie an vorderster Front, lachte laut mit Ike an der Bar oder mit den Mädchen im Restaurant neben dem Übungsgrün. Sobald der Sommer da war, verbrachten wir den ganzen Tag am Pool, wir Kinder im Becken und sie in einem der Liegestühle in der Sonne röstend. Zwischendurch ging sie zum Abkühlen ins Wasser, aber sie konnte nicht schwimmen und hatte Angst, dass wir sie untertauchen könnten. Deshalb saß sie bis zur Hüfte im Planschbecken, schnippte ihre Zigaretten-asche auf das nasse Pflaster und verrieb sie mit ihrem Finger.

Es gab eine ganze Gruppe von Frauen wie sie, die alle nur ihre Ruhe haben wollten. Kam man mit irgendeiner Sache zu seiner Mutter, sagte eine von ihnen, noch bevor sie etwas sagen konnte: »Nun ist aber gut. Du bist doch keine Petze«, oder: »Der Zahn wäre sowieso rausgefallen. Und jetzt ab zu-rück ins Wasser.« Ich sehe sie noch vor mir, in dieser furcht-baren Hitze, ohne Sonnenschirme, nur mit Sonnenbrillen und Flaschen mit Sonnenöl, nach dessen Benutzung sie rochen wie Kokosnüsse.

Der Pool war ein Land der Frauen und Kinder, ausge-nommen bei Wettkämpfen, die in der Regel um sechs be-gannen. Dann wurden Drinks geordert, und die Väter tru-delten ein. Für die meisten von ihnen war es ein Termin mehr, zu dem sie erscheinen mussten. Ihr Sohn spielte ver-mutlich auch noch Fußball in der Schulmannschaft oder gehörte zum Basketballteam. Vielleicht spielte er obendrein auch noch Baseball. Für meinen Dad jedoch war dies die einzige Veranstaltung, und so wie ich es sah, hätte er dafür dankbar sein sollen. Man denke nur an die Zeit, die er durch meine Angst vor sportlichen Wettkämpfen gewann, die vie-len freien Abende und Wochenenden.

Rückblickend war ich nie ein wirklich schlechter Schwim-mer, bloß mittelmäßig. Manchmal schaffte ich einen dritten Platz, und das ein oder andere Mal, wenn ich mit in der Staf-fel schwamm, wurden wir sogar Erster, auch wenn ich das nicht mir anrechnen konnte. Gelegentlich machten wir auch interne Wettkämpfe, deren Star, wie auch bei den Wett-kämpfen gegen andere Mannschaften, ein Junge namens

Greg Sakas war, der so groß wie ich, aber ein paar Jahre jünger war, mit hellblonden Haaren und Beinen nicht dicker als Überbrückungskabel. »Mein Gott, dieser Greg Sakas, hast du gesehen, wie der abgeht?«, sagte mein Vater auf dem Nachhauseweg nach meinem ersten Wettkampf. »Menschenskind, der Knabe ist *faaaantastisch.*«

Zu Anfang machte ich mir nichts daraus. Greg war nicht eingebildet. Sein Vater war annehmbar, und jeder verehrte seine Mutter. Sie gehörte zu den wenigen Müttern, die einen Bikini tragen konnten. Ihrer war schokoladefarben, und später im Sommer sah es so aus, als wäre sie nackt. »Ihr Sohn ist wirklich ein Ass«, hörte ich meinen Vater nach dem zweiten Wettkampf zu ihr sagen. »Sie sollten eine Super-8-Kamera mitbringen und ihn filmen.«

Auf dem Nachhauseweg wiederholte er die Unterhaltung gegenüber meiner Mutter. »Ich sagte zu ihr: ›Senden Sie die Aufnahmen an einen professionellen Schwimmtrainer, der wird dabei mit den Hufen scharren! Ihr Junge hat's drauf. Olympisches Material, ich sag's Ihnen. Er ist schnell, er hat Persönlichkeit, was will man mehr?‹«

O. k., dachte ich. *Du kannst deine Lobeshymnen auf Greg Sakas einstellen.*

Wir hatten zu der Zeit einen Kombi, und meine Schwester Gretchen und ich saßen »ganz hintendrin«, wie wir sagten, dort, wo normalerweise die Einkäufe verstaut wurden. Sie war als Säugling einmal von einem Hund gebissen worden und hatte davon eine Narbe zurückbehalten, die man nur sah, wenn ihre Haut gebräunt war. Dann sah sie aus, als hätte jemand auf ihrer Wange vier senkrechte Striche gemacht und sie mit einem fünften durchgestrichen.

»Mir tun die Jungen leid, die gegen *den* antreten mussten«, fuhr mein Vater fort. »Die Anfänger hatten nicht den Hauch einer Chance. Und hast du gehört, was er sagte, als sie ihm das Siegerband umgehängt haben? Ich hätte nie gedacht, dass Greg Sakas so komisch sein könnte. Und wie gut der aussieht. Ein Spitzentyp in jeder Hinsicht.«

Als junges Mädchen war meine Schwester pummelig, und je länger mein Vater sich über Greg ausließ, desto besser schien es, davon anzufangen. »He«, rief ich. »Gretchen sitzt in der Sonne. Findet ihr nicht auch, dass es hier nach gebratenem Speck riecht?«

Meine Schwester sah mich an, als wolle sie sagen: *Waren wir nicht vor zwei Minuten noch Freunde? Was soll das?*

»Vielleicht sollte Mum sie auf Diät setzen«, sagte ich. »Damit sie ein wenig abnimmt.«

»Das ist gar keine so schlechte Idee«, sagte mein Vater.

Meine Mutter, wieder schwanger und sich selbst ein wenig pummelig fühlend, gab ihren Senf dazu, und ich lehnte mich triumphierend zurück. Das war der Vorteil, eine große Familie zu haben. Man hackte nicht auf Lisa, unserer Miss Perfect, herum, aber es gab noch drei, später dann vier andere, an die man sich halten konnte, alle jünger und mit je eigenen Makeln: Hasenzähne, schlechte Noten. Es war kinderleicht. Selbst wenn ich am Ende bestraft wurde, war es doch ein Weg, den Sender zu wechseln, in diesem Fall von der »Greg-Show« auf die »David-Show« umzuschalten, die heute von Gretchens Gewichtsproblemen gesponsert wurde.

In der Zwischenzeit hatte meine Schwester ihren eigenen Sender zu wechseln, und wenn es meinen Eltern zu bunt wurde und sie es nicht länger ertragen konnten, öffneten sie die Wagentür und warfen uns raus. Ihre bevorzugte Stelle, an den Bremsspuren unschwer zu erkennen, befand sich am Fuß eines steilen Hügels. Von dort war es nicht mehr weit bis nach Hause, vielleicht eine halbe Meile, aber bei Hitze oder Regen oder, noch schlimmer, bei Gewitter kam einem der Weg doppelt so lang vor. »Ach, das ist nur Wetterleuchten«, sagte unser Vater. »Davor braucht man keine Angst zu haben. Und jetzt raus aus dem Wagen.«

Nachbarn fuhren vorbei und machten mich durch ihr Hupen darauf aufmerksam, dass ich bloß eine Badehose trug. Ich band mir dann mein Handtuch wie einen Rock um die Hüfte und sagte zu meinen Schwestern, das sei kein Mädchenlook, sondern ägyptisch, vielen Dank auch.

Sich an Gretchens Gewicht hochzuziehen war die Sorte Benehmen, das meine Mutter als »in der Scheiße rühren« bezeichnete, und das machte ich in diesem Sommer oft. *Dad hätte lieber Greg Sakas als Sohn statt mich,* dachte ich, und als Reaktion verhielt ich mich so, dass es unmöglich war, mich zu mögen.

»Was ist nur in dich gefahren?«, fragte meine Mutter immer wieder.

Ich wollte es ihr erzählen, aber noch größer war der Wunsch, dass sie von selbst dahinterkam. *Wieso siehst du es nicht?,* dachte ich. *Er redet doch von nichts anderem.*

Der nächste Wettkampf war wie eine Wiederholung des ersten. Auf der Fahrt nach Hause saß ich wieder ganz hintendrin − möglichst weit weg von meinem Vater. »Ich sag euch was − dieser Greg ist ein Wunderknabe. Dem steht der Erfolg ins Gesicht geschrieben, und wenn es so weit ist, werde ich sagen: ›He, Kumpel, erinnerst du dich? Ich habe als Erster erkannt, was in dir steckt.‹«

Er redete, als ob er etwas vom Schwimmen verstünde, als sei er Poseidons Talentscout. »Butterfly ist seine Stärke, aber kraulen kann er auch nicht schlecht, und brustschwimmen sowieso. Der Junge flitzt durchs Wasser wie ein Haifisch!«

Er tat so, als redete er mit meiner Mutter, die aus dem Fenster starrte und gelegentlich seufzte: »Menschenskind, Lou. Was du nicht sagst.« Sie sagte nie etwas, um das Gespräch in Gang zu halten, weshalb ich mir sicher war, dass er tatsächlich mit mir redete. Warum sonst sollte er so laut sprechen und im Rückspiegel meinen Blick suchen?

Einmal nahm ich auf der Rückfahrt die Barbiepuppe meiner Schwester Amy, band sie mit den Füßen an mein Badetuch und hängte es aus dem Heckfenster, sodass die Puppe über die Fahrbahn schleifte. In regelmäßigen Abständen holte ich das Handtuch wieder ein und betrachtete den Schaden — wie der Asphalt ihre Haare auf einer Hälfte des Schädels abrasiert und ihre hübsche Stupsnase komplett weggefräst hatte. *Was,* überlegte ich, *machte Greg genau in diesem Moment?* Mochte *sein* Vater ihn genauso sehr wie meiner? Er war Einzelkind und bekam vermutlich zu Hause die gleiche Vorzugsbehandlung wie im Club. Ich hängte die Puppe aus dem Fenster und ließ das Handtuch los. Der Wagen hinter uns hupte, und ich duckte mich und zeigte dem Fahrer den Mittelfinger.

Mitte Juli bat ich darum, das Team verlassen zu dürfen, aber meine Eltern wollten nichts davon wissen. »Oh, du bist ein guter Schwimmer«, sagte meine Mutter. »Vielleicht nicht der beste, aber was soll's? Wer möchte schon der Beste bei etwas sein, das man in einer Badehose macht?«

Im Winter wurde meine griechische Großmutter von einem Wagen angefahren und kam für einige Zeit von New York State zu uns herüber. Sie mit in den Club zu bringen hätte die Leute deprimiert. Mit ihren düsteren schwarzen Kleidern und den zu einem altmodischen Dutt aufgesteckten grauen Haaren war sie das menschliche Äquivalent einer Gewitterwolke. Ich dachte, mit ihr würde sich unser Poolprogramm drastisch reduzieren, aber am Memorial Day war alles wie gehabt. »Sie ist alt genug«, sagte meine Mutter. »Sie kann alleine auf sich aufpassen.«

»Aber sollten wir nicht spätestens um fünf zurück sein, falls sie die Treppe hinunterfällt oder ihr sonst etwas zustößt?« Sie sollte schließlich nicht meine Sommerferien ruinieren, sondern mich nur vom Schwimmteam loseisen. »Ich könnte nach Hause gehen und nach ihr sehen.«

»Einen Teufel wirst du tun«, sagte meine Mutter. »Ein hübscher steiler Sturz ist genau das, worauf ich spekuliere.«

Ich dachte, mit der Geburt meines Bruders Paul würden wir weniger Zeit am Pool verbringen, aber auch diesmal Fehlanzeige. Die pralle Sonne konnte unmöglich gesund für einen sechs Monate alten Säugling sein. Vielleicht schrie er deshalb nie. Er befand sich im Schockzustand – das einzige Baby mit Bräunungsstreifen, das ich je gesehen hatte. »Süßer Bursche«, sagte Greg eines Nachmittags, und ich bekam Angst, er könnte Paul und meine Mutter genauso um den Finger wickeln wie meinen Vater.

Der Sommer 68 war noch schlimmer als der im Jahr zuvor. Der Club veranstaltete einmal in der Woche ein Prime Rib Dinner, zu dem man schick gekleidet erscheinen musste, was für mich mein blaues Wollsakko bedeutete.

Über meinem Fruchtcocktail schwitzend, sah ich meinen Vater seine Runden drehen. Am Tisch der Sakases blieb er stehen und legte seine Hand auf Gregs Schulter, wie er es bei mir noch nie gemacht hatte. Es gab damals nicht viele Leute, die ich hasste – dreißig vielleicht, allerhöchstens fünfundvierzig –, und Greg stand ganz oben auf der Liste. Der Witz war, dass es nicht einmal von mir selbst ausging. Ich wurde praktisch *gezwungen,* ihn zu hassen oder, eher noch, mich selbst zu hassen, weil ich nicht er war. Dabei unterschieden wir uns nicht einmal sonderlich: die gleiche Größe, die gleiche Statur. Greg sah nicht umwerfend aus. Er war ganz gewiss kein Ass in der Schule. Und ich sah immer mehr, dass er auch kein besonders guter Schwimmer war. Er war zugegeben schnell, aber viel zu abgehackt in seinen Bewegungen. Als ich meinen Vater darauf aufmerksam machte, hielt er mir blanken Neid vor: »Vielleicht solltest du an deinem eigenen Stil arbeiten, bevor du über andere Leute herziehst.«

Wenn der Sommer vorbei ist, wird alles besser, sagte ich mir. Wir gingen weiter zum Prime-Rib-Grillen in den Club, aber Greg war nicht immer da, und ohne seine Schwimmleistung hatte mein Vater nichts, worüber er sich auslassen konnte. Im Herbst stellte er sich hinter einen Jungen aus meiner Pfadfindergruppe. Aber mein Vater hatte keine Ahnung, worum es bei den Pfadfindern ging. Unsere größte Herausforderung in diesem Jahr bestand darin, eine Kartoffel in Silberfolie einzuwickeln, und das konnte ich so gut wie jeder andere. Eines Abends sah er *The Andy Williams Show* und entdeckte Donny Osmond.

»Ich habe gerade diesen Knaben im Fernsehen gesehen und kann nur sagen, ich bin von den Socken. Wie der singt und tanzt – der Junge wird noch ganz groß rauskommen, lass es dir gesagt sein.«

»Du hast ihn nicht entdeckt«, sagte ich am nächsten Abend beim Essen. »Wenn jemand in der *Andy Williams Show* auftritt, heißt das, er ist bereits entdeckt. Du brauchst dir also gar nichts darauf einbilden.«

»Aha, da ist jemand eingeschnappt, wie?« Mein Vater hob sein Glas vom Tisch. »Ich frage mich, wann Donny das nächste Mal in der Show ist.«

»Es sind die Osmond *Brothers*«, sagte ich. »Die Mädchen in der Schule reden ständig von ihnen. Es geht nicht nur um ihn – sie sind eine Gruppe.«

»Ohne ihn sind sie gar nichts. Donny ist das Zugpferd. Wenn er nicht dabei ist, können sie einpacken.«

Bei ihrem nächsten Auftritt in *The Andy Williams Show* scheuchte mich mein Vater aus meinem Zimmer und zwang mich, sie anzusehen.

»Ist er nicht fantastisch? Jetzt sieh dir diesen Jungen an! Gott, der Allmächtige, ist das zu fassen?«

Wollte man gegen Stars antreten, Leute, die ganz und gar nicht »real« sind, war man von vornherein auf verlorenem Posten. Das stand für mich so fest wie mein Name und die Nummer meiner Pfadfindertruppe, aber je mehr mein Vater sich über Donny Osmond ausließ, desto bedrohter und unbedeutender kam ich mir vor. Obendrein mochte mein Vater diese Art von Musik nicht einmal. »Also, normalerweise nicht«, sagte mein Vater, als ich ihn darauf ansprach. »Aber irgendetwas an Donny bringt mich dazu, sie zu mögen.« Er machte eine Pause. »Und weißt du was, er ist sogar jünger als du.«

»Ein Jahr jünger.«

»Nun, das ist immer noch jünger.«

Ich würde nie erfahren, ob mein Vater mich damit verletzen oder anspornen wollte, aber in beiderlei Hinsicht
war er unglaublich erfolgreich. Ich erinnere mich noch, wie
ich im Sommer 69 im Club war, an dem Tag, als zum ersten
Mal ein Mensch den Mond betrat. Irgendwer hatte einen
Fernseher auf einen Bademeisterstuhl gestellt, um den sich
alle drängten, und ich dachte, wenigstens an diesem Tag
war jemand größer als Donny Osmond und Greg Sakas, der
tatsächlich inzwischen ein Stück kleiner war als ich.

An Labor Day, dem letzten internen Wettkampftag der
Saison, schlug ich Greg im Butterfly. »Hast du zugeschaut?
Hast du das gesehen? Ich habe gewonnen!«

»Mag sein, aber nur um Haaresbreite«, sagte mein Vater
abends auf dem Heimweg. »Und in wie vielen Wettkämpfen – das erste Mal von fünfzig? Ich sehe nicht, worauf du da
stolz sein könntest.«

In dem Moment dachte ich: *O. k., so ist das also.* Mein Dad
war wie das Marine Corps, nur dass er einen nicht wieder
zusammensetzte, nachdem er einen in Stücke zerlegt hatte,
sondern es dabei beließ. Von heute aus gesehen, erscheint es
ein grausames, beinahe missbräuchliches Verhalten, aber all
das geschah vor der Erfindung des Wortes Selbstachtung,
das ich, offen gesagt, für ein wenig überbewertet halte.

Ich bin sicher, mein Vater sagte während meiner Kindheit
auch jede Menge ganz normaler Dinge zu mir, aber was
hängen geblieben ist, vermutlich weil er es ungefähr zehntausend Mal zu mir gesagt hat, ist: »Alles, was du anpackst,

geht schief.« Sein zweiter Standardspruch war: »Weißt du, was du bist? Eine große runde Null.«

Ich erinnere mich, dass ich immer dachte: *Dir werde ich es zeigen.* Ihm das Gegenteil zu beweisen war das, was mich jeden Morgen aus dem Bett brachte, und was mich nach jedem Fehlschlag wieder auf die Füße stellte. Ich weiß noch, wie ich ihn im Sommer 2008 anrief, um ihm zu sagen, dass mein Buch auf Platz eins der *Times*-Bestsellerliste stand.

»Nun, auf der Liste des *Wall Street Journal* ist es nicht die Nummer eins«, sagte er.

»Das ist nicht die Liste, auf die Bücherleser schauen«, erklärte ich.

»Wen interessiert das«, sagte er. »Ich schaue darauf.«

»Und du bist ein Bücherwurm?«

»Ich lese. Aber sicher.«

Ich erinnerte mich an seinen Golfratgeber, *Mit Schwung zum Erfolg,* der auf dem Rücksitz seines Wagens verstaubte. »Natürlich liest du«, sagte ich.

Auf Platz eins der *Times*-Bestsellerliste zu stehen bedeutet nicht, dass dein Buch gut ist – es heißt nur, dass viele Leute es in dieser Woche gekauft haben, vielleicht, weil man es ihnen aufgeschwatzt hat oder weil sie nicht zu den Hellsten gehören. Es ist etwas anderes, als den Literaturnobelpreis zu gewinnen, aber dennoch, wenn es der eigene Sohn ist, sollte man da nicht anerkennend sein und sich freuen?

Natürlich verkompliziert es die Dinge, wenn ein Großteil dieses Buches sich um einen selbst dreht und darum, was für ein Hanswurst man ist. Die Nummer eins hieß in diesem Fall, dass eine große Zahl Leute davon gelesen hatten, wie mein Vater in Unterhose herumsitzt und anderen mit einem Löffel auf den Kopf schlägt. Vielleicht hatte er also ein Recht darauf, nicht ganz so enthusiastisch zu reagieren.

Als ich ihm sagte, ich hätte wieder mit dem Schwimmen angefangen, sagte mein Dad: »Guter Junge.« Das sagt er jedes Mal, wenn ich etwas mache, das er für seine Idee hält.

»Ich setze mein Studium fort.«

»Guter Junge.«

»Ich gehe zum Zahnarzt.«

»Guter Junge.«

»Wenn ich recht drüber nachdenke …«, will ich dann immer sagen.

Es ist nicht so sehr die Zustimmung meines Vaters, die mich irritiert, sondern meine kindliche Hoffnung, dieses Mal könnte sie andauern. Wenn ihm gefällt, dass ich wieder mit dem Schwimmen angefangen habe, gefällt ihm vielleicht auch das Haus, das ich gekauft habe (»Mein Gott, auf einen wie dich haben die nur gewartet«), oder mein Sakko, das ich aus Japan mitgebracht habe (»Du siehst darin aus wie ein gottverdammter Clown«).

Greg Sakas hätte zuletzt die gleiche Behandlung erfahren, genau wie all die anderen Möchtegernsöhne, die mein Vater mir in meiner Jugend gegenüberstellte. Hatten sie sich erst einmal an den süßen Geschmack seiner Gunst gewöhnt, hatte er keine andere Wahl, als sie ihnen zu entziehen, nicht weil sie irgendetwas getan hätten, sondern weil es einfach in seiner Natur lag. Sobald dieser Mensch ein Aufflammen sieht, kann er nicht anders, als es auszutreten.

Vor Kurzem war ich in Las Vegas und sah Donny Osmond von einer Plakatwand, die nur wenig kleiner als der Himmel war, auf mich herabgrinsen. »Du«, flüsterte ich.

Einige Stunden später, als ich im Hotelpool meine Bahnen zog, dachte ich an ihn. Dann dachte ich an Greg, und plötzlich befand ich mich wieder im Raleigh Country Club. Es war der Labor Day 1969. Ein großes Publikum hat sich zum Wettkampf versammelt, die Luft riecht nach Chlor und dem Rauch vom Grill. Das Blöde am Schwimmen ist, dass man dabei nicht besonders viel sieht: den Beckenboden natürlich und einen verschwommenen, flüchtigen Streifen der Welt außerhalb des Wassers, wenn man den Kopf zur Seite dreht und nach Luft schnappt. Aber man kann keine Einzelheiten erkennen — das Gesicht eines Mannes, zum Beispiel, der am Rand steht und zusieht, wie man, zum ersten Mal im Leben, vorbeizieht und gewinnt.

EINE FREUNDIN AUS DEM GETTO

Ich war in London und spähte mit zusammengekniffenen Augen aus dem Küchenfenster nach einem fernen Helikopter, als ich einen Anruf von einem Handelsvertreter aus einem Callcenter in Übersee erhielt. »Mr. Sedriz?«, fragte er. »Ist das mein Vergnügen, mit Ihnen zu sprechen?« Der Mann sprach mit Akzent, und obwohl ich ihn nicht genau zuordnen konnte, wusste ich, dass er arm war. Seine Stimme klang nach Schlangen. Und Ruhr, und Mangos.

»Ich hoffe an diesem Morgen, Sie finden ein Interesse an einem Mobiltelefon«, verkündete er. »Aber nicht *irgendein* Mobiltelefon! Das hier macht Bilder, die Sie Ihren Freunden schicken können.«

»Tut mir leid«, erwiderte ich. »Aber ich habe keine Freunde.«

Er kicherte leise. »Nein, aber im Ernst, Mr. Sedriz, dieses neue Fotohandy ist viel besser als Ihr altes.«

Als ich ihm erklärte, dass ich keins hätte, sagte er: »Umso besser!«

»Nein«, sagte ich, »ich *will* keins. Ich brauche keins.«

»Wie können Sie keins brauchen?«

»Weil mich nie jemand anruft?«

»Aber, wie *können* Sie nur?«, wandte er ein.

Ich erklärte ihm, ich sei mit meinem Festnetzanschluss ganz zufrieden.

»Aber wenn Sie ein Mobiltelefon haben, werden die Leute zu Ihnen aufblicken«, sagte er. »Ich weiß das aus Erfahrung. Außerdem bekommen Sie eine kostenlose Probezeit und können es auch als ein vorübergehendes Geschenk betrachten!«

Hugh hätte im gleichen Moment aufgelegt, in dem sein Name falsch ausgesprochen wurde, aber ich habe das nie gekonnt, wie ungehalten ich auch werde. Zwischen meinem Gehirn und meiner Zunge gibt es dann einen Kurzschluss, der »Lassen Sie mich verdammt noch mal in Frieden« umwandelt in »Na ja, vielleicht. Sicher. Ich verstehe, was Sie meinen«.

Das hier jedoch stand völlig außer Frage. »Hören Sie«, sagte ich zuletzt. »Mir ein Fotohandy verkaufen zu wollen ist so, als wollte ich Ihnen einen … Waschbären andrehen.«

Es entstand eine Pause, bis mir klar wurde, dass er nicht wusste, was ein Waschbär war, und ich nach einem Tier ähnlicher Größe suchte, das in armen Ländern lebte. »Oder einen Mungo«, sagte ich. »Oder einen … Honigdachs.«

»Ich schicke Ihnen das Mobiltelefon, Mr. Sedriz, und wenn Sie nicht zufrieden sind, können Sie es ohne Strafe nach drei Wochen zurückschicken.«

»Aber genau das ist es«, sagte ich. »Ich *werde* nicht zufrieden sein. Ich werde es nicht einmal auspacken, und warum soll ich mir etwas schicken lassen, das ich ohnehin wieder zurückschicke?«

Der Mann dachte einen Moment nach und seufzte. »Sie, Mr. Sedriz, stehen mit beiden Beinen fest auf dem Boden, und das respektiere ich. Ich sehe, dass Sie kein Mobiltelefon möchten, aber es war eine Freude für mich, mit Ihnen zu sprechen. Glauben Sie, ich kann Sie eines Tages zurückrufen? Wir müssen nicht über Geschäfte reden, sondern worüber auch immer Sie wollen.«

»Aber sicher«, sagte ich. »Das wäre großartig.«

Am nächsten Morgen klingelte das Telefon, und ich war aufrichtig enttäuscht, dass es nicht er war. Tatsächlich hatte mir unser Gespräch Spaß gemacht. Seine Verkaufsbemühungen waren ein wenig ermüdend, aber nachdem wir das hinter uns hatten, hoffte ich, wir könnten zu anderen Themen übergehen, und ihm zuzuhören wäre wie das Lesen jener Art Bücher, die ich am liebsten mag, nämlich über Leute, deren Leben sich fundamental von meinem eigenen unterscheidet. Und zwar in einem negativen Sinn. Geschichten von Leuten, die in einem aus Gold gesponnenen Schloss wohnen, lassen mich kalt, aber wenn jemand in einem ausrangierten Kühlschrank neben einem Abwassergraben wohnt, kann ich mich sogleich dafür erwärmen. Genauer gesagt, ich bin Feuer und Flamme.

»Solche Leute braucht man im Leben, damit man sich selbst besser fühlt«, erklärte meine Mutter mir immer. Als sie es das erste Mal sagte, war ich vierzehn und soeben in die neunte Klasse gekommen. Unsere Schule hatte kurz zuvor die Rassentrennung aufgehoben, und ich wollte einen meiner neuen Mitschüler zu einer Party im Apartmentblock meiner Großmutter einladen. Das Mädchen, das ich im Auge hatte, nennen wir sie Delicia, war so ziemlich das genaue Gegenteil von mir – schwarz statt weiß, dick statt dünn –, und obwohl meine Familie bloß zur Mittelklasse gehörte, war ich sicher, dass wir verglichen mit ihrer Familie reich waren.

Die Kinder, die mit dem Bus zur Schule gebracht wurden, kamen von der South Side. Wir durchquerten das Stadtviertel, wenn wir mit dem Wagen zum Strand fuhren, stets mit verriegelten Türen und hochgekurbelten Fenstern, egal wie heiß es war. Ich war mir nicht sicher, welches der heruntergekommenen Häuser Delicias war, aber ich nahm an, es wäre das schäbigste. Selbst schick gekleidet hätte sie wie ein armes Mädchen ausgesehen, nicht wie eins von der frechen, aufmüpfigen Sorte, sondern wie eins, das den Kampf aufgegeben und die Armut als sein Schicksal akzeptiert hatte. Ihre Kleider schienen alle vom Wohltätigkeitsbasar zu stammen und eher zu einer alten Frau als zu einem Teenager zu passen. Ihre Schuhe waren an den Fersen platt getreten wie Hauspantoffeln, und wegen ihres Gewichts war sie ständig außer Atem und schwitzte.

Eines der Dinge, die wir von der North Side in diesem Jahr lernten, war, dass Schwarze sich untereinander genauso abgrenzten wie Weiße, und oft aus den gleichen Gründen. Delicia hatte eine dunkle Hautfarbe und schien darunter mehr zu leiden als unter ihrem Gewicht. Ihr Aussehen hatte etwas Altmodisches: ihre vollen, runden Wangen und die schreckhaften Augen, deren Weiß so auffällig aus dem Rest ihres Gesichts hervorstach.

An unserer Schule gab es in diesem Jahr zwei extrem übergewichtige Schülerinnen, und ich war immer überrascht, wenn die Leute sie miteinander verwechselten. Das zweite Mädchen, Debra, hatte chemisch behandeltes Haar, aus dem der Griff eines überdimensionierten Kamms mit riesigen Zinken wie der Stiel einer Axt herausragte. Sie saß mit zugeklapptem Buch an ihrem Pult, und wenn die Lehrerin ihr sagte, sie solle Seite sechsunddreißig aufschlagen, murmelte sie, sie würde das verdammte Buch weder auf Seite sechsunddreißig noch auf Seite zweihundert aufschlagen.

»Hast du etwas gesagt, Debra?«

»Nein, Ma'am«, erwiderte sie, gefolgt von einem geflüsterten, fast unhörbaren: »Und ob ich was gesagt habe. Zieh dein hässliches Gesicht aus deinem Arsch, dann hörst du vielleicht was.«

»Entschuldigung, gibt's da ein Problem?«

»Nein.« Und dann: »Und ob, Schlampe, *du* bist mein Problem.«

Delicia war im Gegensatz dazu ängstlich und lieb, hatte kurze Afrohaare und eine weiche, fast kindliche Stimme. Ich dachte, wegen ihrer Schüchternheit wäre sie eine gute Schülerin, aber beide Dinge hingen nicht notwendigerweise zusammen. Sie war gewiss höflich und schien sich anzustrengen, sosehr sie konnte. Nur war es eben nicht genug für die North Side. Wir beide waren im gleichen Englischkurs, und obwohl ich mir einredete, wir wären Freunde, erschwerte ihre Zurückhaltung jede Art echte Unterhaltung. Wie alle neuen Schüler sagte sie »leben« statt »wohnen«, also etwa »Ich lebe in der South Saunders Street«, oder »Ich lebe in Chavis Heights«. Delicia lebte bei ihrer Tante, was sie so aussprach, dass es sich auf »Bande« reimte.

Das war alles, was ich von ihrem Privatleben wusste. Den Rest erfand ich selbst hinzu. Zuerst stellte ich mir vor, sie wäre strebsam und wollte etwas aus sich machen, und unsere Verbindung würde in substanzieller Weise zu ihrer Entwicklung beitragen. Kein Mensch denkt so über einen tatsächlichen Freund, geschweige denn über eine potenzielle

Freundin. In diesen Status erhob ich sie nach den ersten Wochen im neuen Schuljahr. Mit vierzehn Jahren, dachte ich, wäre es Zeit für mich, diesen Schritt zu wagen. Alle fragten mich ständig, ob ich eine feste Freundin hätte, oder zumindest alle, die nicht ganz normal waren, besonders die Männer der griechisch-orthodoxen Kirchengemeinde, die selbst neugeborene Jungen als »Ladykiller« bezeichneten und sich fragten, wie viele Herzen sie schon gebrochen hätten. Als ob es nicht ausreichte, im Alter von gerade mal drei Wochen mit jemandem auszugehen, sondern man obendrein noch ein Verhältnis haben musste.

Bei den anderen Jungen in meiner Sonntagsschulklasse hieß es immer nur: »Wer ist denn die Glückliche?« Bei mir hieß es bloß: »Schon irgendeine gefunden?« Und obwohl ich es in dem Alter niemals zugegeben hätte, fühlte ich mich von Delicia körperlich genauso angezogen wie von jedem anderen Mädchen. Ihr Körper war nicht weniger aufregend für mich als der der Anführerin unseres Cheerleader-Teams, warum also *nicht* das zweihundertfünfzig Pfund schwere Mädchen vom falschen Ende der Stadt zur Freundin nehmen?

Die Idee fiel zusammen mit dem Umzug meiner Großmutter von unserem Haus in einen neuen Apartmentkomplex für Senioren, der Capital Towers hieß. Sie war dort auf grausame Weise fehl am Platz, die einzige Bewohnerin, die nicht in den Vereinigten Staaten geboren war und die nicht auf die resolute amerikanische Art versuchte, fröhlich und jugendlich zu erscheinen. Dort, wo Yiayiá herstammte, versuchte man sein Alter nicht zu vertuschen oder davor davonzulaufen. Vielmehr nahm man es dankbar an, denn in Griechenland war Gebrechlichkeit nicht ohne Vorteile. Dort lebte man mit der ganzen Sippschaft in einem großen Haus und durfte jeden, der jünger war, herumkommandieren. In Amerika bekam man im Alter ein leer stehendes Kinderzimmer mit lila gestrichenen Wänden und lauter Aufklebern auf der Tür. Irgendwann erklärte die Schwiegertochter dann, sie hätte genug, und man landete nicht in einer einfachen Wohnung, sondern in einer Atelierwohnung, was nichts anderes hieß als ein Zimmer mit eingebauter Küche.

Capital Towers versuchte ein Unterhaltungsprogramm auf die Beine zu stellen. An einem Sonntag Anfang Oktober war ein bunter Nachmittag angesetzt, und ich beschloss, das wäre genau der richtige Ort für mein erstes Date mit Delicia.

»Du machst Witze«, sagte meine Mutter.

»Aber nein«, sagte ich. »Ich glaube, es wäre interessant für sie, Yiayiá kennenzulernen.«

»*Interessant?*« Die Stimme meiner Mutter ging rapide nach oben, als gäbe es außer für jemanden, der einen Dokumentarfilm über menschliches Elend drehte, nichts Interessantes an meiner Großmutter. Oder zumindest nicht für uns Kinder, damals. Wenn ich heute ins Jahr 1972 zurückkehren könnte und Griechisch verstände, könnte sie mir jede Menge faszinierender Dinge erzählen: was es bedeutete, sich in eine Zwangsehe ohne Liebe zu fügen, von der eigenen Familie wie eine Ware verkauft und zur Reise in ein fremdes Land gezwungen zu werden. Von Ellis Island kam sie nach Cortland, New York, eine Kleinstadt im Westen des Bundesstaats. Dort eröffneten sie und ihr mitleidsloser Ehemann einen Zeitungsstand, der nicht viel größer war als die Schachtel für das Geld. Wie fühlte es sich an, um seine Jugend betrogen zu werden? In gleich zwei Sprachen Analphabet zu sein?

Mit vierzig Jahren keinen einzigen Zahn mehr im Mund zu haben? Damals wusste ich nur, dass Yiayiá uns liebte. Nicht auf eine *bestimmte* Art – sie konnte unsere guten Eigenschaften nicht schneller aufzählen als unsere Katze –, aber wir spürten es trotzdem. Gelegentlich durfte sie meine Hand streicheln und auch die meiner anderen Geschwister, aber wir alle betrachteten dies als Arbeit. Was für eine Anstrengung, sich von jemandem bewundern zu lassen.

Meine Yiayiá war genau die Sorte Freund, die ich mir als Erwachsener gewünscht hätte, jemand mit einem unerschöpflichen Vorrat leidvoller Geschichten und nicht dem geringsten Interesse, ein Buch zu schreiben. Damals jedoch war sie bloß eine lästige Verpflichtung. Wenn ich schon zu dem bunten Nachmittag musste, wollte ich wenigstens etwas davon haben, indem ich Delicia mitnahm. Wir bräuchten bloß Händchen haltend hereinzuspazieren, und die alten Leute würden ausflippen, am meisten meine Großmutter. »Wer ist das Mohrenkind?«, würde sie vermutlich fragen, weil sie den Ausdruck immer noch benutzte, egal wie oft wir ihr sagten, es heiße »Neger«.

»Ich will nichts damit zu tun haben«, sagte meine Mutter.

»Du willst uns nicht mal hinbringen?«

Als sie verneinte, warf ich ihr vor, voreingenommen zu sein. »Du willst bloß nicht, dass dein Sohn mit einem Mädchen ausgeht, das nicht weiß ist.«

Sie sagte, ihr sei es völlig egal, mit wem ich ausgehe, aber ich würde diese Delicia nicht mit nach Capital Towers nehmen.

»Na schön, dann eben zur Kirche.«

»Auch das lässt du bleiben«, erklärte meine Mutter. »Es ist *ihr* gegenüber nicht fair.«

»Du hast einfach an jedem etwas auszusetzen, der nicht ist wie du!«, brüllte ich. »Du hast bloß Angst davor, halb schwarze Enkelkinder zu bekommen.«

Ich weiß selbst nicht, wieso ich in einem Atemzug davon redete, ein wildfremdes armes Mädchen mit zum Seniorenwohnheim zu schleppen und als Nächstes mit ihr auszugehen und Kinder mit ihr zu haben, aber meine Mutter, die zu der Zeit bereits drei Kinder im Teenageralter und drei nur unwesentlich jüngere hatte, brauchte dazu nicht viel Fantasie.

»Ganz genau«, sagte sie. »Ich möchte, dass du genau so jemanden wie mich heiratest, mit einer großen beigen Handtasche und jeder Menge Krampfadern an den Beinen. Warum lasse ich mich nicht einfach von deinem Vater scheiden und wir brennen gemeinsam durch?«

»Du bist widerlich«, sagte ich. »Ich werde dich *niemals* heiraten. *Niemals!*« Ich stürmte mit dramatischer Geste aus dem Zimmer und dachte: *Habe ich gerade abgelehnt, meine Mutter zu heiraten?*, und dann, insgeheim: *Ich bin frei!* Der Teil meines Plans, die alten Leute zu irritieren und sie als Heuchler zu entlarven – und noch dazu an einem Sonntag –, gefiel mir noch immer. Allerdings verlangte die Durchführung einigen Aufwand. Es fuhren keine Busse, also musste jemand zur South Side fahren, Delicia abholen und wieder zurückkommen. Nachdem ich alle schockiert hatte, musste ich sie wieder nach Hause bringen. Ich nahm nicht an, dass ihre Tante ein Auto hatte. Meine Mutter würde uns nicht fahren, also blieb nur noch mein Dad übrig, der aber mit Sicherheit

Football gucken und seinen Platz vor dem Fernseher nicht verlassen würde, selbst wenn mein Date weiß wäre und anbot, die Spritkosten zu übernehmen. Natürlich hätte es sich irgendwie arrangieren lassen, aber es schien leichter, den sich bietenden Ausweg zu nehmen und zu sagen, meine Eltern hätten mir verboten, sie mitzunehmen.

Die Liebe erschien umso süßer, wenn die Umwelt sie verkannte und verurteilte. Nur war es bei Delicia so, dass wir uns kaum kannten. Ihr Interesse an mir war reine Mutmaßung und gründete sich auf nichts, was sie gesagt oder getan hatte, sondern einzig auf der grausamen Annahme, niemand sonst würde sich für sie interessieren. Unser intimstes Gespräch fand eines Nachmittags statt, als ich mein Hemd aufknöpfte und ihr zeigte, was sich darunter verbarg: ein T-Shirt, auf dem ein Erpel im Flug eine Gans begattete, wobei ihm die Zunge in seliger Erschöpfung aus dem Schnabel hing. »Siehst du«, sagte ich und zeigte auf den Schriftzug über meiner Brust, »hier steht's: ›Fly United.‹«

Delicia blinzelte.

»Das ist eine Fluggesellschaft«, erklärte ich ihr.

»Du spinnst«, sagte sie.

»Tja, nun, so bin ich eben!«

An dem Montag nach dem bunten Nachmittag erzählte ich Delicia, dass ich sie zu etwas ganz Besonderem hatte mitnehmen wollen, meine Eltern es aber nicht erlaubt gehabt hätten. »Ich hasse sie«, sagte ich. »Die stecken so voller Vorurteile, du machst dir keine Vorstellung.«

Ich weiß nicht, welche Antwort ich erwartete, aber ein Zeichen von Enttäuschung wäre ein guter Anfang gewesen. Wenn aus unserer Beziehung etwas werden sollte, brauchten wir eine gemeinsame Sache, aber das schien sich nicht zu ergeben. Alles, was sie sagte, war: »Schon gut.«

»Nein, überhaupt nicht gut«, erwiderte ich. »Es stinkt zum Himmel.« Ich legte meine Hand auf dem Pult auf ihre, und als ich unsere Hände anschaute, dachte ich, was für ein großartiges Poster das sein würde. »Unzertrennlich« könnte draufstehen. Ich hatte erwartet, dass mich eine Art Stromstoß durchfuhr, aber stattdessen fühlte ich nur Befangenheit und Enttäuschung, weil nicht mehr Leute hinsahen.

Und Delicia? Was empfinden Leute, wenn sie zum ersten Mal gönnerhaft behandelt werden? Verlegenheit? Zorn? Oder vielleicht war es auch gar nicht das erste Mal. Vielleicht geschah es so oft, dass sie es gleichmütig hinnahm.

Das ist ein Anfang, dachte ich, als ich meine Hand wieder wegzog und mich zur Seite drehte. Ich stellte mir vor, wir hätten unser ganzes Leben noch vor uns, aber bis Thanksgiving war ich Mitglied in einer Clique mittelschwerer Außenseiter und hatte sie weitgehend vergessen. Wir grüßten uns noch, aber wir gingen nie gemeinsam in die Mensa oder telefonierten oder machten irgendeine der Sachen, die echte Freunde machen. Ich erinnere mich nicht, sie in den höheren Klassen gesehen zu haben, und ich bin nicht sicher, ob sie meine Highschool besuchte oder in ihrem Teil der Stadt blieb und nach Enloe ging. Es muss gute sieben Jahre später gewesen sein, als ich sie wiedersah. Ich hatte mein zweites Studium geschmissen und arbeitete als Möbelrestaurator unweit der Innenstadt von Raleigh. Auf dem Heimweg fuhr ich mit meinem Rad jeden Tag an einem Billigladen vorbei, und eines Nachmittags sah ich Delicia aus der Tür kommen. Sie trug einen Kittel mit einem Namensschild, und als ich anhielt, um Hallo zu sagen, schien sie sich tatsächlich an mich zu erinnern.

»Du bist also die Chefin hier?«, fragte ich.

Und sie sagte: »Du spinnst.«

Ich hätte gedacht, Delicia für die Chefin eines Billigladens zu halten, sei etwas anderes als ein T-Shirt mit der Aufschrift »Fly United«, deshalb machte mich ihre Antwort traurig. In meiner Vorstellung war sie zupackend und verantwortungsvoll, aber in Wirklichkeit war sie lieb und schüchtern, und offenbar immer noch arm. Zu der Zeit waren wir in unseren Zwanzigern, und ich begriff, dass man eine Freundschaft nicht künstlich herbeiführen konnte. Man blätterte nicht durch sein Adressbuch und dachte: *Wo sind die Koreaner?*, oder: *Ich muss unbedingt mehr Umgang mit Gelähmten haben.* Solche Freunde sind nichts Ungewöhnliches, aber eine Freundschaft muss langsam wachsen.

Die Leute, mit denen ich mit Anfang zwanzig herumhing, entstammten alle der Mittelklasse, und wir hatten, zumindest in unserer Vorstellung, künstlerische Neigungen. Wir alle hatten sämtlichen Privilegien abgeschworen, aber auf die bequeme Art, die man sich erlauben kann, wenn man jederzeit darauf zurückgreifen kann. Keiner wollte zu Hause anrufen und um Geld bitten, aber wir alle wussten, wenn wir in der Klemme säßen, wären unsere Eltern sofort zur Stelle. Es war mehr dieser Umstand als die Hautfarbe, der mich von Delicia trennte, denn wie sollte jemand an der untersten Sprosse der sozialen Leiter nicht empört sein über diese ganze Ungerechtigkeit?

Wenn ich an den folgenden Nachmittagen an dem Billigladen vorbeikam, dachte ich an unser ehemaliges Dienstmädchen, Lena, die bei uns anfing, als mein Bruder geboren wurde, und blieb, bis meine Großmutter auszog. Sie und meine Mutter redeten viel miteinander, und obwohl meine Mutter, wie alle Mütter in unserer Straße, ihre Haushälterin als Freundin betrachtete, wusste ich doch, dass sie damit »die Person, die von mir bezahlt wird und mit der ich mich gut verstehe« meinte. Wie viele Mütter pflegten schließlich Kontakt zu den Dienstmädchen *anderer* Haushalte? Was hätten die O'Connors gedacht, wenn meine Mutter mit einer Feldflasche um den Hals vor ihrer Haustür erschienen wäre? »Ist Marthandra mit der Arbeit fertig? Wir zwei wollen an diesem Wochenende gemeinsam campen.«

Vielleicht hätte sich in einem Zelt, abseits von Autos, Farbfernsehern und Klimaanlagen, eine Freundschaft entwickeln können. Aber wie die Dinge nun einmal lagen, war die soziale Kluft unüberwindbar. Wenn man einen Freund möchte, der sich wirtschaftlich genau am anderen Ende der Skala befindet, versucht man es am besten mit einem Brieffreund, wie man ihn in der Grundschule vermittelt bekommt. Der schreibt dann aus weiter Ferne, dass sein Dromedar ausgerissen ist. Du schreibst zurück, dass dein Rad einen Platten hat, und er antwortet, dass der August in seinem Land ein Feiermonat ist. Alles geschieht mittels Briefen, sodass er nie dein neues Vorstadthaus zu Gesicht bekommt und du nie die Radkappe siehst, in der seine Familie das Wasser kocht. Außerdem bist du ein Kind und denkst nicht gleich: *Igitt, ein Dromedar,* sondern: *Wow, ein Dromedar!* Oder ein Waschbär, oder ein Mungo, oder ein Honigdachs.

Als der Handyvertreter sich auch nach Wochen nicht wieder meldete, begann ich mir Sorgen zu machen, er könnte seinen Job verloren haben. Vielleicht, dachte ich, ist es nur ein Zeichen meiner elitären Haltung, zu unterstellen, es könne in seinem Leben nur abwärtsgehen. Kann es nicht genauso gut sein, dass er befördert wurde oder, besser noch, dass er gar nicht mehr im Callcenter arbeitet und einen besseren Job gefunden hat? Das ist es, sagte ich mir. Wenn er erst einmal in seinem neuen Job Fuß gefasst hat und in das Haus gezogen ist, auf das er schon lange ein Auge geworfen hat, und wenn dann sein Dienstmädchen ihr Tagewerk beendet und er herausgefunden hat, welche Fernbedienung für den Fernseher und welche für den DVD-Spieler ist, braucht er jemanden, mit dem er sich unterhalten kann. Dann wird er meine Nummer hervorkramen, nach seinem Mobiltelefon greifen und, bei Gott, mich anrufen.

MEERESSCHILDKRÖTEN

Das Besondere an Hawaii, zumindest was den Tourismussektor angeht, ist, dass es genau das hält, was es verspricht. Sobald man aus dem Flieger steigt, bekommt man eine Blumenkette um den Hals gehängt, wie eine Art Auszeichnung – eine olympische Medaille dafür, dass man auf seinem Hintern gesessen hat. Hebt man eine Hand über Schulterhöhe, egal wo, wird einem umgehend ein Drink serviert: irgendetwas in einer ausgehöhlten Ananas oder einer halbierten Kokosnuss. *Wie in den Zeiten, bevor es Gläser gab!,* denkt man.

Vulkankrater, Wasserfälle und makellos weiße Strände – schockierende Dinge, wenn man aus Europa kommt. An dem Strand in der Normandie, zu dem Hugh und ich fahren, findet man statt Sand gefleckte Steine in der Größe von Kartoffeln. Das Wasser schwankt zwischen eisig und herzinfarktverdächtig und hat die Farbe von Eistee. Und dann das ganze Zeug, das darin herumschwimmt: kein Zivilisationsmüll, sondern Meeresabfall – Schaum und Pflanzenteile, ein trüber, fauliger Brei.

Die Strände auf Hawaii sehen aus wie gebleicht; so weiß leuchtet der Sand. Das Wasser ist warm – selbst im Winter – und so klar, dass man nicht nur seine Zehen sehen kann, sondern auch die wie Seepocken darauf sitzenden Hühneraugen. Als Hugh und ich einmal im November auf Maui schwimmen gingen, tauchte zwischen uns plötzlich eine riesige Meeresschildkröte auf. Sie war sanftmütig wie eine Kuh und hatte den gleichen blöden, beinahe liebeskranken Blick. Für mich war dies die ganze Reise wert, um nicht zu sagen mein ganzes Leben. Etwas Erhabenem zu begegnen, buchstäblich davon berührt zu werden – ist das nicht, worauf wir alle warten?

Eine ähnliche Erfahrung machte ich einige Jahre später, wieder mit Hugh. Wir waren in Japan und spazierten während eines Schneesturms durch einen Nationalforst, als ein Affe so groß wie ein Barhocker an uns vorbeistrich. Sein Fell war mattsilbern, die Farbe von Spülwasser, aber er hatte ein tiefrotes Gesicht, auf dem ein ernsthafter, beinahe feierlicher Ausdruck lag. Wir sahen es kurz von vorn, als er sich umdrehte und uns anstarrte. Dann zuckte er die Schultern und schlenderte über einen Steg davon.

»Herr im Himmel!«, sagte ich. Es war einfach zu viel: der Wald, der Schneesturm und jetzt das. Affen waren eine Attraktion in diesem Teil des Landes. Wir waren darauf vorbereitet, ihnen irgendwann zu begegnen, aber ich hatte gedacht, sie wären eingezäunt. Wie bei der Meeresschildkröte bestand ein Teil des Nervenkitzels in dem Gefühl, akzeptiert zu werden oder, anders gesagt, nicht gefürchtet zu werden. Man konnte dadurch glauben, zwischen einem selbst und dieser Kreatur bestünde eine besondere Beziehung, ein kindischer Gedanke, der allerdings etwas Tröstliches hat. *Nun, Affen mögen mich,* dachte ich in den folgenden Monaten immer, wenn ich mich einsam oder unverstanden fühlte. Das Gleiche hatte ich in den Monaten nach unserer Reise nach Hawaii von der Meeresschildkröte gedacht. In ihrem

Fall waren meine Gefühle allerdings etwas komplizierter, denn statt zu glauben, zwischen uns existiere ein unsichtbares Band, fragte ich mich, ob sie mir jemals hatte vergeben können.

Die Sache zwischen mir und den Meeresschildkröten begann in den späten Sechzigerjahren und hatte mit meinem besten Freund auf der Grundschule zu tun, nennen wir ihn Shaun, der in unserer Straße in Raleigh wohnte. Was uns zusammenbrachte, war die Liebe zur Natur, genauer gesagt, Dinge einzufangen und sie unabsichtlich zu töten. Wir fingen damit in der vierten Klasse an, als ich zehn gewesen sein muss. Es ist für jeden anders, aber obwohl ich in dem Alter noch nicht sagen konnte, dass ich schwul war, wusste ich doch, dass ich nicht wie die anderen Jungen in meiner Klasse oder bei den Pfadfindern war. Während sie sich in der Gemeinschaft von Jungen wohlfühlten, wich ich davor zurück und fürchtete sie, weil ich mir vorkam wie jemand, der sich durchzumogeln versuchte, dem man aber schließlich auf die Schliche kommen und ihn aus der feinen Gesellschaft ausschließen würde. *Schwingt so ein normaler Junge seine Arme?*, fragte ich mich vor dem Ankleidespiegel im Schlafzimmer meiner Eltern stehend. *Ist das die Art, wie er lacht? Würde er das lustig finden?* Es war wie das Antrainieren eines englischen Akzents. Je mehr ich mich darauf konzentrierte, desto befangener und gekünstelter wurde ich.

Bei Shaun jedoch konnte ich beinahe ich selbst sein. Das hieß nicht, dass wir einander ähnlich waren, sondern nur, dass er sich nicht so viel um Äußerlichkeiten kümmerte. Für ihn schien die Kindheit etwas zu sein, das man durchstehen und hinter sich bringen musste wie ein anstrengendes Stück Weg. Die guten Dinge befanden sich weiter vorne, und wenn man ihn von Zeit zu Zeit ansah, wie er in unbestimmte Ferne starrte und ein Loch in den Horizont bohrte, konnte man den Eindruck gewinnen, dass er es sich nicht bloß vorstellen, sondern tatsächlich sehen konnte: das großartige Leben als Erwachsener, das einen jenseits der sechzehn erwartete.

Neben unserem Interesse an wild lebenden Tieren verband uns auch die Tatsache, dass wir beide zugezogen waren. Meine Familie stammte aus dem Norden, und die Taylors kamen aus dem Mittleren Westen. Shauns Vater, Hank, war Psychiater, und manchmal ließ er seine Jungen und mich Tests machen, von der Sorte, bei denen es »keine richtigen Antworten« gibt, wie er uns versicherte. Er und seine Frau waren jünger als meine Eltern, und das sah man auch, nicht nur an der Art ihrer Kleidung, sondern auch an ihrem vielseitigen Geschmack – Platten von Donovan und Moby Grape standen neben denen von Schubert. In ihrem Haus gab es echte Leinenbücher, die oft aufgeschlagen auf dem Sofa herumlagen, die Wörter noch warm vom Lesen.

In einer Nachbarschaft aus lauter Hausfrauen ging Shauns Mutter arbeiten. Sie war Krankenschwester, und man kam zu ihr, wenn man mit gelben Augen aufgewacht war oder sich ein Stück Karamell-Popcorn zu tief ins Ohr gesteckt hatte. »Oh, das wird schon wieder«, sagte Jean, die von uns auch so genannt werden wollte, nicht Mrs. Taylor. Mit ihren hohen Wangenknochen und ihren ganz leicht nach unten gebogenen Mundwinkeln erinnerte sie an die junge Katharine Hepburn. Andere Mütter mochten hübsch sein, moch-

ten, in ihren Zwanzigern und Dreißigern, *vorübergehend* auf-
blühen, aber Jean würde zweifellos ihr Leben lang schön
sein. Wenn man sie in ihrem Blumenbeet sah, die Garten-
handschuhe über dem Bund ihrer Hose hängend, als versuchte sich jemand von innen daran hochzuziehen, musste
man sich einfach wünschen, sie wäre die eigene Mutter.

Die Taylor-Jungen hatten das gute Aussehen der Mutter
geerbt, ganz besonders Shaun. Selbst als Kind schien er in
seinem Körper zu Hause zu sein – niemals süß, bloß gut aus-
sehend, die blonden Haare wie ein Vorhang über der einen
Hälfte des Gesichts. Das Auge auf der unbedeckten Seite war
kornblumenblau und ausgezeichnet darin, verletzte oder
wehrlose Tiere aufzuspüren. Während die anderen Jungen
in der Nachbarschaft auf der Straße Football spielten, durch-
kämmten Shaun und ich den Wald hinter unseren Häusern.
Bei Schlangen hörte bei mir der Spaß auf, aber alles andere
wurde nach Hause geschleppt und in unseren Vierzig-Liter-
Aquarien eingesperrt. Eidechsen, Kröten, Jungvögel: sie alle
bekamen das gleiche Futter – rohes Hamburgerhack – und
starben, bis auf ein paar Ausnahmen, nach wenigen Wochen.

»Es könnte nicht schaden, wenn ihr euren Futterplan
etwas erweitert«, sagte meine Mutter einmal, mit Hinweis
auf einen gefangenen Mondspinner. Er war so groß wie ein
Taschenbuch, hatte eine wunderschöne mintgrüne Farbe,
zeigte aber wenig Interesse an Rinderhack. »Vielleicht könntest du ihm, was weiß ich, ein paar Blumen geben.«

Als ob sie Bescheid wüsste.

Die beste gefangene Kreatur gehörte Shauns jüngerem
Bruder, Chris, der ein verletztes Flughörnchen entdeckt
hatte und es ohne Käfig in seinem Zimmer hielt. Das Ding

war nicht größer als ein gewöhnlicher Hamster, und wenn es sich vom oberen Stockbett zur Kommode gleiten ließ, spannte es seinen Körper flach auf und sah aus wie eine leere Handpuppe. Das einzige Problem war die Veranlagung des Flughörnchens, sein eindimensionaler Charakter. Man hätte es gerne geknuddelt oder sich auf die Schulter gesetzt, aber es wollte sich einfach nicht entspannen. *Ich muss hier raus,* schien es die ganze Zeit zu denken, während es verzweifelt und mit wildem Blick an der Fensterscheibe kratzte oder sich unter der Tür hindurchzuzwängen versuchte. Schließlich entkam es tatsächlich, und obwohl wir alle hofften, es würde zum Futtern zurückkommen und eine Art Teilzeithaustier werden, sahen wir es nie wieder.

Nicht lange nachdem das Flughörnchen entkommen war, fuhr Jean mit ihren beiden Jungen und mir für ein Wochenende an die Küste von North Carolina. Es war Mitte Oktober, zu Beginn der sechsten Klasse, und das Wasser war zu kalt zum Schwimmen. An dem Sonntag, an dem wir wieder nach Hause fuhren, standen Shaun und ich in aller Frühe auf und gingen mit unseren Netzen an den Strand. Wir wollten Geisterkrabben fangen, als wir in einiger Entfernung Kreaturen ausmachten, die sich ruckartig bewegten, wie aufgezogenes Spielzeug auf einer wackligen Oberfläche. Beim Näherkommen sahen wir, dass es Dutzende kleiner Meeresschildkröten waren, die sich aus dem Sand herausgruben und zum Wasser stolperten.

Ein Erwachsener hätte sie vielleicht bis in die Brandung getragen oder die räuberischen Möwen vertrieben, aber wir waren zwölf, und während ich die kleinen Schildkröten auf einen Haufen legte, rannte Shaun zurück und holte die

Abfalleimer aus unserem Hotelzimmer. Wir hätten sie alle mitnehmen können, aber übereinandergestapelt machten sie einen kläglichen Eindruck. Zuletzt nahmen wir nur zehn mit, also fünf für jeden.

Das Großartige an den Meeresschildkröten, im Gegensatz etwa zu Flughörnchen, war, dass sie noch wachsen und fünfzig-, vielleicht hundertmal so groß werden würden wie jetzt. Im Moment erinnerten sie an die kleinen Plastik-portemonnaies, die man von Banken oder Autohäusern als Werbegeschenke bekommt. Hinzu kamen die Paddel und natürlich der Kopf, der kahl und hakennasig aussah, wie bei einem frisch ausgeschlüpften Vogel. Seit dem Tod eines traumatisierten Maulwurfs, den ich dem Maul unserer Katze Samantha entrissen hatte, stand mein Aquarium leer und wartete auf neue Bewohner. Ich füllte es mit einem Becher Meerwasser, den ich vom Strand mitgenommen hatte, dann warf ich ein Muschelhorn und ein paar Sanddollar hinein, um es etwas wohnlicher zu machen. Die Schildkröten schwammen die kurze Strecke von einem Ende des Beckens zum anderen und schlugen dann mit ihren Paddeln gegen das Glas, unfähig zu begreifen, dass es das war — das Ende der Straße. Offenbar brauchten sie etwas zu essen.

»Mom, haben wir frisches Hackfleisch?«

Rückblickend möchte man meinen, dass irgendwer hätte einschreiten sollen — Meeresschildkröten, um Gottes willen! —, aber vielleicht waren sie damals noch nicht vom Aussterben bedroht. Und auch Tierquälerei war noch nicht erfunden. Der Gedanke, dass ein nicht menschliches Wesen *körperliche* Empfindungen hatte, geschweige denn in der Lage war, die Hoffnung zu verlieren, klang befremdlich und absurd, so als hätte Papier Verwandte. Außerdem, wenn es darum ging, Mitleid zu erwecken, standen Reptilien und Amphibien, denen man ehrlicherweise wenig Persönlichkeit zugesteht, ganz am Ende der Reihe. Selbst ihnen Namen zu geben half wenig, denn letztlich machte es keinen Unterschied, ob ich mit Shelly oder Pokyhontus spielte; wobei »spielen« hieß, sie auf meinen Schreibtisch zu setzen und zuzusehen, wie sie über die Kante stürzten.

Es war gut zu wissen, dass es Shauns Schildkröten einige Häuser weiter nicht viel besser erging. Das Hackfleisch in den Aquarien blieb unangetastet, und binnen kurzer Zeit war es verdorben und verpestete unsere Zimmer. Ich kippte das Wasser weg, und da ich nirgends Meerwasser auftreiben konnte, mischte ich einfaches Kranwasser mit Salz aus der Küche.

»Ich bin mir nicht sicher, ob das funktioniert«, sagte meine Mutter. Sie stand in der Tür zu meinem Zimmer, in der einen Hand eine Zigarette, in der anderen einen Aschenbecher. Jüngste Experimente mit einem Haarbleichmittel hatten ihr ohnehin sprödes Haar trocken und brüchig gemacht. Die Überbleibsel versteckte sie unter einem türkisen Schal, der ihr großartig stand, wenn sie gebräunt war, auf weißer Haut aber wenig vorteilhaft wirkte. »Enthält Meerwasser nicht irgendwelche Nährstoffe?«

»Keine Ahnung.«

Sie betrachtete die Schildkröten, die unglücklich über meine Tagesdecke krochen. »Nun, wenn du es herausfinden möchtest, ich bringe Lisa am Samstag zur Stadtbücherei.«

Ich hatte gehofft, das Wochenende draußen zu verbringen, aber dann regnete es, und mein Vater nahm den Fernseher für eines seiner Footballspiele in Beschlag. Die Alternative hieß, entweder mit in die Bücherei zu fahren oder zu Hause vor Langeweile zu sterben, also stieg ich unter lauten Klagen, wie unfair alles sei, in den Wagen. Meine Mutter setzte meine Schwester und mich in der Stadt ab und versprach, uns in einigen Stunden abzuholen, wenn sie ihre Einkäufe erledigt hatte.

Unsere Stadtbücherei war kein besonders eindrucksvolles Gebäude. Erst später erfuhr ich, dass es zuvor ein Kaufhaus gewesen war, was durchaus einen Sinn ergab: Die bodentiefen Fenster eigneten sich bestens für Schaufensterpuppen, und man konnte sich problemlos Anzughemden anstelle der Lexika und Perücken in der Zeitschriftenabteilung vorstellen.

Ich erinnere mich noch, dass es im Untergeschoss zwei Toiletten gab, von denen eine mit »Männer« und die andere mit »Herren« beschriftet war. In beiden gab es eine Toilette, ein Waschbecken und einen Papierhandtuchhalter, sodass es keinen großen Unterschied machte, in welche man ging. Letztendlich lief es darauf hinaus, wofür man sich hielt: für normal oder extravagant. An dem Tag, als ich mich über Meeresschildkröten informierte, kam ich mir extravagant vor, also öffnete ich die Tür mit der Aufschrift »Herren«. Danach geschah alles sehr schnell: Zwei Männer, beides Schwarze, drehten ihre Köpfe in meine Richtung. Der eine hatte seine Hose und Unterhose bis über die Knie herabgezogen, und während er sich bückte, um sie hochzureißen, hielt der andere Mann, der vor ihm kniete und ebenfalls die Hosen heruntergelassen hatte, eine Hand vors Gesicht und stieß einen leisen Schrei aus.

»Oh«, sagte ich. »Verzeihung.«

Erschrocken wich ich zurück und hatte gerade die Tür geschlossen, als sie auch schon wieder aufschwang. Dann sprang das Paar mit Blicken wie die eines Flughörnchens hinaus. Die Treppe war am Ende des kurzen Flurs, und sie nahmen immer zwei Stufen auf einmal, wobei der langsamere Mann sich noch einmal kurz umdrehte und mich ansah, als hätte ich eine Pistole in der Hand. Als ich sah, dass er Angst vor mir hatte, kam ich mir mächtig vor. Dann überlegte ich, wie ich diese Macht einsetzen könnte.

Mein erster Instinkt war, sie zu verraten – nicht weil ich wollte, dass sie bestraft würden, sondern weil es mir gefiel, Aufmerksamkeit zu erlangen. »Alles in Ordnung mit dir?«, würde die Bibliothekarin fragen. »Und du sagst, es waren zwei Schwarze? Schnell, bringt dem jungen Mann ein Glas Wasser oder, besser noch, eine Cola. Möchtest du eine Cola, solange wir auf die Polizei warten?«

Und in meiner schwächsten Stimme hätte ich gesagt: »Ja.«

Andererseits konnte das Ganze auch nach hinten losgehen. Die beiden Männer hatten etwas Unanständiges getan, und es als solches erkannt zu haben bedeutete, dass ich Bescheid wusste. Dass ich ebenfalls verdächtig war. Und war ich das nicht auch?

Zuletzt erzählte ich niemandem davon. Nicht einmal Lisa.

»Und, hast du herausgefunden, um welche Art Schildkröten es sich handelt?«, fragte meine Mutter, als wir wieder ins Auto stiegen.

»Meeresschildkröten«, sagte ich.

»Nun, das *wissen* wir.«

»Nein, ich meine, genau so heißen sie: ›Meeresschild-kröten.‹«

»Und was fressen sie?«

Ich sah durch die regennasse Scheibe. »Hamburger.«

Meine Mutter seufzte. »Ganz wie du meinst.«

Nach ein paar Wochen starb die erste Schildkröte. Das Was-ser im Becken war erneut trübe von verfaultem Hackfleisch, aber da war noch etwas anderes, das ich mir nicht erklären konnte. Der Gestank, der sich in den Tagen nach Halloween ausbreitete, ein schwerer, modriger Geruch, reichte aus, um einem die Tränen in die Augen zu treiben. Es war, als ob die Seelen der Schildkröten verfaulten, obwohl sie sich unver-drossen in einer Ecke des Beckens drängelten, fest entschlos-sen, den Weg ins Meer zu finden. Nachts hörte ich ihre Paddel gegen das Glas schlagen und dachte an die beiden Schwar-zen in der Herrentoilette, mich fragend, was aus ihnen wer-den würde – und damit verbunden, was aus mir werden würde? Würde auch ich ein Leben lang auf der Flucht sein müssen? Aus Angst vor einem Zwölfjährigen?

An einem Freitag im November kam mein Vater in mein Zimmer, was er nur selten tat. In der Hand hielt er ein Glas Gin, sein üblicher Feierabendcocktail, mit einem Schuss Wasser gemischt und mit einer Zitronenschale verziert. Nor-malerweise mochte ich den Geruch, aber an dem Tag hatte er gegen das Aquarium keine Chance. Mein Vater warf einen kurzen Blick darauf, zuckte unter dem Gestank zu-sammen und zog zwei Eintrittskarten aus seiner Jacken-tasche. »Die sind für ein Spiel«, sagte er.

»Ein Spiel?«

»Football«, sagte er. »Ich dachte, wir könnten morgen Nachmittag hingehen.«

»Aber ich muss morgen einen Aufsatz schreiben.«

»Schreib ihn Sonntag.«

Ich hatte nie irgendein Interesse an Football gezeigt. Es niemals mit den Kindern auf der Straße gespielt, niemals im Fernsehen angeschaut und auch nie den Helm angefasst, den ich im Jahr davor zu Weihnachten bekommen hatte. »Warum nicht Lisa?«, fragte ich.

»Weil du mein Sohn bist, deshalb.«

Ich sah auf das große Sterben in meinem Aquarium. »Muss ich?«

Wenn ich heute zu einem Spiel ginge, gäbe es bestimmt etwas, das mir gefiel: die Snacks, der Lärm, die bemalten Gesichter der Fans. Es wäre ein Erlebnis. Damals jedoch empfand ich einfach nur Panik. *Zu welcher Mannschaft soll ich halten?*, fragte ich mich, als wir unsere Plätze einnahmen. *Was muss ich tun, wenn jemand einen Punkt macht?* Das Vertrackte am Sport ist, zumindest bei Jungen, dass niemand einem je die Regeln erklärt, nicht einmal im Sportunterricht. Die Frage, was ein Penalty ist, ist gleichbedeutend mit der Frage, wer Jesus war. Es gehört zu den Dingen, die man einfach wissen muss, und wenn man das nicht tut, sollte man sich ernsthaft Sorgen machen.

Zwei der beliebten Jungen an meiner Schule lehnten ein paar Reihen vor uns an einem Geländer, und als ich so dumm war, meinen Vater darauf hinzuweisen, sagte er, ich solle zu ihnen gehen.

Wie sollte ich ihm erklären, dass allein aus dieser Entfernung zu ihnen hinüberzusehen riskant war? Sie anzusprechen stand völlig außer Frage. Jeder hatte seinen festen Platz, und dagegen zu verstoßen würde einen von einem harmlosen Idioten zu einer Art Unberührbarem degradieren. »Sie kennen mich eigentlich gar nicht«, sagte ich.

»Ach, Blödsinn. Geh rüber und sprich mit ihnen.«

»Nein, bitte.«

»Soll ich dich rüberschleifen?«

Während ich auf stur schaltete, dachte ich an die Schildkröten. Alles, was sie je wollten, war, im Ozean zu leben – das war ihr einziger Wunsch, doch ich hatte beschlossen, in meinem Zimmer wären sie besser aufgehoben. Genau wie mein Vater beschlossen hatte, ich wäre besser bei einem Footballspiel aufgehoben. Wenn ich sie zum Strand hätte zurückbringen können, hätte ich es getan, obwohl ich wusste, dass es zu spät war. In einigen Tagen würden sie erblinden. Dann würden ihre Panzer weich werden, und sie würden sich langsam auflösen, wie Seife.

»Gehst du nun rüber oder nicht?«, fragte mein Vater.

Als die letzte Schildkröte gestorben und im Wald hinter unserem Haus gelandet war, begannen Shaun und ich zu bowlen, der einzige Sport, bei dem ich je halbwegs gut aussah. Das Western Lanes Bowling Center war ein gutes Stück entfernt, und wenn unsere Eltern uns nicht bringen konnten, fuhren wir mit dem Rad, ich mit einem Radio am Lenker, das ich mit Gummibändern befestigt hatte. Wir überlegten gerade, uns eigene Bowlingschuhe zu kaufen, als Shauns Eltern sich trennten. Hank zog in ein Apartment in einem der neuen Wohnkomplexe und starb wenige Monate später mit nicht einmal vierzig Jahren.

»Woran ist er gestorben?«, fragte ich.

»Sein Herz hat aufgehört zu schlagen«, lautete Shauns Antwort.

»Schön und gut«, sagte ich. »Aber hört nicht bei *jedem* Toten das Herz auf zu schlagen? Es muss noch eine andere Ursache geben.«

»Sein Herz hat aufgehört zu schlagen.«

Im Anschluss an die Beerdigung gab es einen Empfang im Haus der Taylors. Shaun und ich verbrachten die meiste Zeit auf der Terrasse vor dem Wohnzimmer, von wo er mit seinem Luftgewehr und in die Ferne gerichtetem Blick in den Wald schoss. Nachdem er mir erklärt hatte, dass das Herz seines Vaters aufgehört hatte zu schlagen, sagte er nie wieder ein Wort über ihn. Ich sah Shaun nie weinen oder mit den Knien schlackern oder irgendeins von den Dingen tun, die ich getan hätte. Was die Dramatik der Situation anging, war es die Chance seines Lebens, aber er wollte nichts davon wissen. Im Wohnzimmer konnte ich meinen Vater mit Jean reden hören. »Jetzt wo Hank weg ist, brauchen die Jungen eine positive männliche Bezugsperson in ihrem Leben«, sagte er. »Nun, ich würde, also, ich wäre gerne bereit —«

»Sie zu ignorieren«, unterbrach ihn meine Mutter. »So wie er seine eigenen verdammten Kinder ignoriert.«

Jean lachte und sagte: »Oh, Sharon.«

Erst achtzehn Jahre später erfuhr ich, was tatsächlich mit Shauns Vater passiert war. Zu der Zeit lebte ich in Chicago. Meine Eltern wohnten immer noch in Raleigh, und mehrmals in der Woche redete ich mit meiner Mutter am Telefon. Ich weiß nicht mehr, wie wir darauf kamen, aber als sie es mir erzählte, war ich geschockt.

»Hat Shaun es gewusst?«, fragte ich.

»Da bin ich mir sicher«, sagte meine Mutter, und obwohl ich ihn seit der Highschool nicht mehr gesehen oder gesprochen hatte, fühlte ich mich irgendwie hintergangen. Wenn man nicht einmal seinem besten Freund sagen kann, dass der eigene Vater sich mehr oder weniger zu Tode getrunken hat, wem *dann?* Es kann damals nicht einfach für ihn gewesen sein, eine so große Sache für sich zu behalten, aber dann denke ich, wir hatten alle unsere Geheimnisse.

Es war nach dem Telefongespräch mit meiner Mutter, dass ich doch noch in die Bücherei ging und die Schildkröten nachschlug: Unechte Karettschildkröte lautete die genaue Bezeichnung. Ausgewachsen können sie dreieinhalb Fuß lang werden. Ein Weibchen kann bis zu vierhundert Pfund wiegen, und von den Eiern, die es im Laufe seines Lebens legt, schafft es nur eins von tausend, zu einer erwachsenen Schildkröte zu werden. Eine ziemlich bescheidene Quote, wenn »es schaffen« einfach nur überleben heißt.

Bevor der Empfang an jenem Tag endete, drückte Shaun mir sein Luftgewehr in die Hand. Mein Vater sah durch das Wohnzimmerfenster zu und unterbrach mich, gerade als ich es an die Schulter hob.

»Oh, auf gar keinen Fall. Du wirst jemandem das Auge ausschießen.«

»Du meinst einem Vogel?«, sagte ich. »Wir schießen in den Wald, nicht ins Haus.«

»Ist mir völlig egal, wohin du zielst.«

Ich gab Shaun das Gewehr zurück, und während er sich die Haare aus den Augen strich und durch den Sucher starrte, versuchte ich das zu sehen, was er in meiner Vorstellung sah: ein Leben auf der anderen Seite, etwas Besseres, vielleicht sogar Erhabenes, das darauf wartete, dass wir ihm entgegenwuchsen.

WENN ICH DIE WELT REGIERTE

Wenn ich die Welt regierte, würde ich als Erstes alle Macht dem *wahren* König übertragen, der, falls Sie es noch nicht wissen, Jesus Christus heißt. Viele Menschen haben dies in jüngster Zeit vergessen, deshalb würde ich sie als Zweites daran erinnern. Ich würde nicht nur das Schulgebet wieder einführen, sondern auch das Gebet am Arbeitsplatz. Und danach in Eislaufhallen und auf Flughäfen. Wo auch immer Leute leben und arbeiten, sollen sie SEINEN Namen kennen. Auf allen Münzen und Geldscheinen wäre Christus' Konterfei zu sehen, und wer Schecks mit dem Aufdruck von Segelbooten oder Kleeblättern besäße, hätte Pech gehabt, weil ab sofort nur noch SEIN Bild erlaubt wäre, oder vielleicht auch meins, um Sie an SEINE Größe zu erinnern.

T-Shirts mit dem Aufdruck von Kreuzen und Aposteln wären erlaubt, aber nicht dieser Blödsinn, den man heute überall sieht, zum Beispiel auf dem T-Shirt meines Nachbarn. »Staatlich geprüfter Sexlehrer« steht da drauf. Er behauptet, es nur beim Rasenmähen zu tragen, aber im Sommer ist das einmal in der Woche, und für mich ist das einmal in der Woche zu viel. Also, bitte, der Mann ist zweiundsiebzig!

Jesus und ich werden dieses T-Shirt und alle anderen von dieser Sorte als Lappen benutzen, um den Leuten die Münder auszuwaschen. Ich bin gewöhnlich kein Freund strenger

Maßnahmen, aber was soll man mit denen machen, die sich weigern dazuzulernen? »Sieh«, werde ich zu Jesus sagen, »genug ist genug. Ich schlage vor, wir nageln ein paar Balken zusammen und veranstalten eine gute alte Kreuzigung.« Das weckt vielleicht ein paar schlechte Erinnerungen, aber nachdem ER so lange weg gewesen ist, weiß ER vermutlich nicht, wie schlimm alles geworden ist. »Du brauchst nur mal das Radio einzuschalten«, werde ich zu ihm sagen. »Das ist das Ding neben dem Frettchenkäfig, mit den vielen Knöpfen.«

Jesus wird unseren sogenannten lokalen Musiksender einstellen, und binnen zwei Minuten wird ER wissen, wovon ich rede, und SEINE Ohren werden von der unsäglichen Musik Blasen bekommen. Und erst das Fernsehen! Als ich vor einigen Tagen das Frühstücksprogramm einschaltete, zeigten sie einen Mann, der zuvor eine Frau gewesen war. Komplett mit Schnauzer, Bierbauch und allem Drum und Dran. Sie hatte ihren Namen von Mary Louise in Vince geändert und saß da mit einem zufriedenen Grinsen im Gesicht, als glaubte sie, das System gelinkt zu haben. Vielleicht hatte sie das im vergangenen Jahr, als sie operiert wurde, aber jetzt ist Jesus das System, und wir werden hören, was ER dazu zu sagen hat.

Diese Kreatur im Fernsehen — ich kann nicht Mann oder Frau sagen, ohne dass sich mir der Magen umdreht — sagte, als Frau habe sie sich von Männern angezogen gefühlt, und das sei auch heute noch so. Was bedeutet, dass sie zu allem anderen auch noch schwul ist. Als wenn wir an Homosexuellen noch nicht mehr als genug hätten, und dann kommt ein Arzt daher und *macht* noch einen!

Ich kann nur sagen, zur Hölle mit ihm – und zwar buch-stäblich –, genau wie mit all den anderen Schwulen. Und mit den Abtreibungsbefürwortern und all denen, die abge-trieben haben, selbst wenn sie vergewaltigt wurden oder das Kind mit drei Köpfen zur Welt gekommen wäre und die Mutter bei der Geburt fast zerrissen hätte. »Das war DEIN Baby«, werde ich zu Jesus sagen. »Willst du etwa einfach da-sitzen und zusehen, wie es auf den Abfall geworfen wird?«

Und Jesus wird sagen: »Nein, Cassie Hasselback, das werde ich nicht!«

ER und ich werden ein großartiges Team bilden. »Was steht als Nächstes auf dem Plan?«, wird ER fragen, und ich werde IHN auf die Muslime und Veganer ansetzen, die glau-ben, ihr Gott sei der einzig wahre. Das Gleiche gilt für die Buddhisten oder wer auch immer daran glaubt, dass Kühe und Affen besondere Kräfte haben. Dann werden wir uns die Komiker mit ihren ständigen Flüchen und unflätigen Ausdrücken vornehmen. Ich werde die Demokraten ans Kreuz nageln, die Kommunisten und mindestens sieben-undneunzig Prozent der Collegestudenten. Lach nicht, Tim Cobblestone, du bist der Nächste! Glaubst du, du kannst deine Katze ständig in mein Blumenbeet machen lassen und kommst ungeschoren davon? Na, da liegst du falsch! Und Curtis Devlin, der meinen Antrag für ein Modernisie-rungsdarlehen abgelehnt hat; und Carlotta Buffington, die nur deshalb ihre Stelle bekommen hat, weil sie halbseitig gelähmt ist; und sogar mein Enkel Kenyan Bullock. Er ist gerade fünf geworden, aber egal was Trisha sagt, das ist keine vorübergehende Phase – der Junge ist böse, und es ist besser, ihn jetzt zu stoppen, bevor er ernsthaften Schaden anrichtet. Und alle anderen bösen Leute und Huren und Lügner, die uns die Freiheit nehmen oder meine Steuern erhöhen wollen, sie alle wird unser Zorn treffen, der von Jesus und mir, und sie sollen für immer in der Hölle schmoren.

SACHTE, TIGER

Vor Kurzem saß ich im Flugzeug von Tokio nach Peking. Ungefähr zu der Zeit, als die Essenstabletts abgeräumt wurden, fiel mir ein, dass ich Mandarin lernen musste. »Verdammt«, flüsterte ich. »Ich wusste doch, dass ich etwas vergessen hatte.«

Normalerweise bin ich bei der Ankunft in einem fremden Land zumindest in der Lage, »Hallo« oder »Entschuldigung« zu sagen. Dieses Mal jedoch ging die Reise in zwei Länder, und ich hatte den Monat vor der Abreise dazu genutzt, mein Japanisch aufzufrischen. Wie schon bei meinen beiden vorherigen Besuchen hatte ich mit dem Audioprogramm von Pimsleur gearbeitet. Ich kannte auch die italienische Version und hatte festgestellt, dass sie dem gleichen Muster folgte. In der ersten halbstündigen Lektion spricht ein Mann eine fremde Frau an und fragt auf Italienisch, Japanisch oder welche Sprache man gerade gewählt hat, ob sie Englisch spricht. Die zwei quasseln etwa zwanzig Sekunden drauflos, bevor der amerikanische Sprachlehrer sich einschaltet und die Unterhaltung beendet. »Sagen Sie: ›Entschuldigen Sie‹«, klärt er den Zuhörer auf. »Fragen Sie: ›Sind Sie Amerikanerin?‹« Die Gespräche werden fortlaufend komplizierter, und die Sätze werden regelmäßig wiederholt, sodass man sie nicht vergisst.

Nicht alle Sätze, die ich mit dem Pimsleur-Programm ge-lernt habe, treffen auf mich zu. Beispielsweise fahre ich kein Auto, sodass ich mit der Frage:»Welche Straße führt nach Yokohama?« nie viel anfangen konnte. Das Gleiche gilt für:»Ist das Benzin hier teuer?«, obwohl ich:»Volltanken, bitte« mit Erfolg in Restaurants verwende, wenn ich eine zweite Tasse Tee möchte.

Dank Japanisch I und II bin ich in der Lage, einen Zug-fahrschein zu lösen, bis neunhundertneunundneunzigtau-send zu zählen, und wenn mir jemand Wechselgeld gibt, zu sagen:»Jetzt geben Sie mir das Wechselgeld.« Ich kann mich im Restaurant verständigen, ein Taxi rufen und sogar Small Talk mit dem Fahrer machen.»Haben Sie Kinder?«, frage ich.»Verreisen Sie dieses Jahr?« »Wohin?« Wenn er die Fragen an mich richtet, wie es bei japanischen Taxifahrern üblich ist, antworte ich, ich hätte drei Kinder, einen großen Jungen und zwei kleine Mädchen. Gäbe es bei Pimsleur den Satz:»Ich bin ein Homosexueller mittleren Alters und muss mich mit einer Nichte, die ich nie sehe, und einem noch ganz jungen Patenkind begnügen«, würde ich das sagen. Bis dahin arbeite ich mit dem, was ich habe.

Pimsleur ist eine große Hilfe, was die Aussprache an-geht. Sämtliche Sprecher sind Muttersprachler und reden in ihrem natürlichen Sprechtempo. Die Nachteile sind, dass sie einem nie etwas erklären und dass man nicht lernt, selbst nachzudenken. Anstatt einem Bausteine anzubieten, mit denen man eigene Sätze konstruieren kann, ist man auf Hunderttausende auswendig gelernte Sätze angewiesen. Das bedeutet, dass man entweder auf eine entsprechende Situation wartet, in der einer der Sätze passt, oder zu einem jener konfusen Konversationspartner wird, die, wenn sie nach Wandfarbe gefragt werden, antworten: »Die Bank befindet sich gegenüber dem Bahnhof«, oder: »Mrs. Yamada Ito spielt seit fünfzehn Jahren Tennis.«

Ich hatte vergessen, ein Pimsleur-Programm für Chinesisch herunterzuladen, sodass ich auf dem Flug nach Peking meinen Lonely-Planet-Sprachführer hervorzog, auch wenn ich wusste, dass es hoffnungslos war. Mandarin wird mehr gesungen als gesprochen, und selbst die Tatsache, dass die Wörter in Lautschrift angegeben waren, half mir nicht weiter. Das schmale Buch war nicht größer als meine Handfläche und in kurze Kapitel unterteilt: In der Bank, Beim Einkauf, An der Grenze. Unter »Flirten« stand: »Möchten Sie einen Drink?«, »Sie tanzen großartig«, »Sie sehen aus wie eine Cousine von mir«. Für den letzten Satz muss man Asiat sein, aber selbst dann hat er etwas leicht Bedrohliches, im Sinne von: »die Cousine, die ich schon immer ausziehen und mit Sperma bespritzen wollte.«

Im Unterkapitel »Sich Näherkommen« lernt man: »Ich mag dich sehr«, »Du bist großartig«, »Willst du eine Massage?«. Auf der folgenden Seite wird es heiß: »Ich will dich«, »Ich will Sex mit dir«, »Sollen wir ins Bett gehen?«. Und ein Satz, der speziell für mich sein könnte: »Keine Sorge, ich mache es selbst.«

Seltsamerweise haben die Autoren den Satz: »Lass das Licht an« vergessen, den man unbedingt braucht, wenn man tatsächlich eine dieser Redewendungen *anwenden* will. Man stellt sich vor, wie der oder die Reisende nackt auf dem Bett liegt, in sein oder ihr Buch schielt und stöhnt: »Oh, ja!«, »Sachte, Tiger«, »Schneller«, »Fester«, »Langsamer«, »Sanfter«, »Das war ... umwerfend/nicht normal/wild«, »Kann ich über Nacht bleiben?«.

Im nächsten Unterkapitel ist alles vorbei: »Hast du jemand anderen?«, »Er/Sie ist bloß ein Freund/eine Freundin«, »Dir geht es nur um Sex«, »Ich glaube, es funktioniert mit uns nicht«. Und zuletzt: »Ich will dich nie wiedersehen.«

Ein paar Tage, nachdem Hugh und ich aus China zurück waren, bereitete ich mich auf eine Reise nach Deutschland vor. Bei meinem ersten Besuch 1999 traute ich mich nicht einmal, »*Guten Morgen*« zu sagen. Die Geräusche aus meinem Mund klangen irgendwie falsch, sodass ich die ganze Zeit mit schlechtem Gewissen Englisch sprach. Nicht dass ich ein schlechtes Gewissen hätte haben müssen. In Paris schon, aber die Einstellung der Leute in Berlin ist: »Vielen Dank, dass ich mein perfektes Englisch anwenden darf.« Und ich meine perfekt. »Sind Sie aus Minnesota?«, fragte ich ständig.

Zu Anfang schreckte mich der harte Klang des Deutschen ab. Wenn jemand ein Stück Kuchen bestellte, klang das wie ein echter Befehl, in der Art von: »Schneide den Kuchen auf und leg dich mit dem Gesicht nach unten in den Graben zwischen den Schuster und das kleine Mädchen.« Ich glaube, das kommt daher, dass ich zu viele Filme über den Zweiten Weltkrieg gesehen habe. Dann erinnerte ich mich an die zahllosen Fassbinderfilme, die ich in den Achtzigern über mich hatte ergehen lassen, und Deutsch klang plötzlich konfliktbeladen anstatt grob. 2000 war ich gleich zweimal dort, und mit der Zeit ist mir der Klang der Sprache ans Herz gewachsen. Sie ist wie Englisch, nur seitwärts.

Inzwischen bin ich mindestens zehnmal dort gewesen und habe das Land von einem Ende zum anderen durchquert. Die Leute haben mir alle möglichen Wörter beigebracht, aber die beiden einzigen, die ich behalten habe, sind *Kaiserschnitt* und *Lebensabschnittspartner*. Das Wort bezeichnet nicht den »Geliebten« oder »Lebenspartner«, sondern eher »die Person, mit der man augenblicklich zusammen ist«, mit dem Hinweis darauf, dass die Dinge sich ändern können und man sich nicht festlegen möchte.

Bei meiner letzten Reise wollte ich es besser machen und lud mir alle dreißig Lektionen Deutsch I von Pimsleur herunter, die wie gehabt anfangen mit: »Entschuldigen Sie, sprechen Sie Englisch?« Wie bei den Programmen für Japanisch und Italienisch lernte ich die Zahlen und die Uhrzeit. Ebenso die Sätze: »Das Mädchen ist schon groß« und »Wie geht es Ihnen?«.

Im Japanischen und Italienischen lautet die Antwort auf die letzte Frage: »Mir geht's gut, und Ihnen?« Im Deutschen antwortet man mit einem kleinen Seufzer, gefolgt von einer kurzen Pause und dem Satz: »Nicht so gut.«

Als ich meinen deutschen Freund Tilo darauf ansprach, sagte er, die Antwort sei völlig korrekt. »Wir wollen einfach nicht verstehen, dass die Leute es nur aus Höflichkeit fragen«, erklärte er.

In Japanisch I, Lektion 17, sagt die Sprecherin in der Rolle der Ehefrau: »*Kaimono ga shitai n desu ga!*« (»Ich möchte einkaufen gehen, aber ich habe ein Problem, und du musst herausfinden, was es ist.«) Es geht in der Übung um Zahlen, also fragt der Ehemann, wie viel Geld sie hat. Sie nennt ihm eine Summe, und er bietet an, noch etwas draufzulegen.

In der deutschen Version gibt es die gleiche Übung. »Ich möchte noch etwas kaufen«, sagt die Frau. Ihr Mann fragt, wie viel Geld sie hat, und nachdem sie ihm die Summe genannt hat, sagt er kalt: »Von mir bekommst du keinen Cent. Das ist genug.«

In Japan gibt es bei Plimseur keine Konflikte, aber Deutschland ist ein mürrisches und oftmals unzivilisiertes Land. In einer Übung geht es darum, sich gegen einen Hotelpagen durchzusetzen, der einen um das Kleingeld prellen will und zuletzt hämisch sagt: »Sie verstehen kein Deutsch.«

»Oh, und ob«, lernt man zu sagen. »Ich verstehe sehr gut Deutsch.«

Das Programm ist voll von seltsamen Satzfolgen. »Wir sind nicht von hier. Wir wollen Mineralwasser«, will sagen, wenn das Paar zu den Einheimischen gehörte, würde es sich betrinken wie alle anderen auch. Nicht schlecht ist auch: »Der Wein ist zu teuer, und Sie sprechen zu schnell.« Die Antwort darauf wäre: »Sonst noch was, Arschloch?« Aber das bringen sie einem natürlich nicht bei.

Auf unserer letzten Tokio-Reise mieteten Hugh und ich uns ein Apartment in einem gesichtslosen Viertel ein paar U-Bahn-Stationen vom Bahnhof Shinjuku entfernt. Ein Angestellter der Immobilienfirma empfing uns an der Eingangstür, und als ich Japanisch mit ihm sprach, sagte er, ich solle mir ein paar Mangas kaufen. »Lesen Sie die, und dann wissen Sie, wie man in Japan tatsächlich redet«, sagte er. »Sie sind ein kleines bisschen zu höflich.«

Ich weiß, worauf er hinauswollte, aber für mich ist das kein großes Problem, besonders wenn man Ausländer ist und jede noch so kleine Unhöflichkeit andere nicht nur gegen einen selbst, sondern gegen das ganze Land aufbringt. In dieser Hinsicht ist Pimsleur um Längen besser als die Sprachführer meiner Jugend, in denen der Hässliche Amerikaner auftrat und die Leute zurechtwies. »Das habe ich nicht bestellt!«, brüllte er auf Griechisch und Spanisch. »Glaubst du etwa, du kannst mich reinlegen?«, »Verschwinde, oder ich hole die Polizei«.

Heutzutage braucht der amerikanische Reisende kaum noch einen Sprachführer. Wir gehen nicht nur davon aus, dass alle Welt unsere Sprache spricht, wir erwarten auch, dass die Leute es fließend tun. Nur ganz selten höre ich einen amerikanischen Reisenden zu einem Kellner oder Verkäufer in Europa sagen: »Ihr Englisch ist ausgezeichnet.« Stattdessen tun wir so, als gehöre es zu ihrem Job, wie das Tablett zu tragen oder Wechselgeld herauszugeben. In dieser Hinsicht sind die Sprachführer und Audioprogramme eine beinahe charmante Retourkutsche, denn sie fordern den Reisenden dazu auf, sich der Situation zu stellen und womöglich zurechtgewiesen zu werden, und nicht der Bulettenverkäufer in Bumficchio, Italien, der sich mehr schlecht als recht durchs Leben schlägt.

Eines der Dinge, die mir an Tokio gefallen, ist die ständige Bestärkung der eigenen Bemühungen. »Ihr Japanisch ist sehr gut«, höre ich von allen Seiten. Ich weiß, die Leute sind bloß höflich, aber es spornt mich an, und den gleichen Ansporn erhoffte ich in Deutschland zu finden. Ich besorgte mir dazu ein zweites Audioprogramm von einem Mann namens Michel Thomas und seinen zwei Mitarbeitern, einem Studenten und einer Studentin. Zu Beginn erklärt er, dass

Deutsch und Englisch eng miteinander verwandt sind und deshalb vieles miteinander gemein haben. In der einen Sprache heißt das Verb »to come« und in der anderen »kommen«. Das Englische »give« ist im Deutschen »geben«. In Boston sagt man: »That is good«, und in Berlin: »Das ist gut.« Es ist ein großartiger Anfang, weil der Zuhörer glaubt: *Hey, ich kann do dis.*

Anders als der namenlose Sprecher bei Pimsleur erklärt Herr Thomas einem die Dinge – zum Beispiel die Tatsache, dass, wenn ein deutscher Satz zwei Verben hat, eines davon am Ende steht. Er spricht auch keine Sätze vor, die man auswendig lernen soll. Er rät sogar ausdrücklich davon ab. »Wie sagt man auf Deutsch: ›*Give it to me?*‹«, fragt er die Studentin. Sie und ich geben die richtige Antwort, dann wendet er sich an den Mann: »Und jetzt: ›*I would like for you to give it to me.*‹«

Zehn Minuten später sind wir bereits bei: »Ich kann es dir heute nicht geben, weil ich es nicht finden kann.« Wer nur Englisch spricht, mag das kinderleicht finden, aber jeder andere weiß, wie schwierig ein solcher Satz ist: zwei Verneinungen, zweimal das Pronomen »es« und die aberwitzige Konstruktion eines mit »weil« eingeleiteten Nebensatzes. Das Aufregende daran ist, dass man es selbst herausfindet. Man setzt sich mit der fremden Sprache auseinander, anstatt sie einfach bloß nachzuplappern.

Beim Gang durch ein Lebensmittelgeschäft mit Pimsleur *und* Thomas auf meinem iPod stelle ich mir die Ankunft in meinem Münchener Hotel in Begleitung meiner Freundin Ulrike vor, die nichts anderes von mir kennt als »*Cesarean section*« und »*the person I am with until someone better comes along*«.

»Bleiben wir hier heute Abend?«, lege ich mir im Kopf zurecht. »Wie viele Nächte? Zwei? Das ist teuer, nicht wahr?«

Ulrike ist eine wunderbare Frau, und allein dieser kurze Moment ungläubigen Staunens auf ihrem Gesicht, während ich unbekümmert daherrede, wird die vier Wochen Lernen wert gewesen sein.

Vielleicht werde ich nach dem Abendessen in meinem Hotelzimmer noch etwas fernsehen. Und wenn ich Glück habe, werde ich von zweihundert Wörtern etwa eins verstehen. Der Trick ist letztendlich, sich davon nicht entmutigen zu lassen und sich zu sagen: *Was soll's. Als ich bei meinem letzten Besuch in Deutschland ferngesehen habe, habe ich noch weniger verstanden.* Das war vor einigen Jahren in Stuttgart. In meinem Zimmer stand ein Fernseher auf einem Sockel an der Wand, und als ich ihn einschaltete, erschien ein Paar beim Sex. Es war kein Bezahlkanal, sondern das ganz normale Sonntagabendprogramm. Und die beiden waren wirklich voll bei der Sache. Mit meinem Sprachführer von Lonely Planet hätte ich vielleicht: »Bitte, nicht aufhören« und: »Das war wunderbar/nicht normal« wiedererkannt. Mit Herrn Thomas hätte ich: »Ich habe es dir gerade gegeben« verstanden, und mit Pimsleur: »Ich würde jetzt gerne kommen.«

Ich sah dem Paar eine oder zwei Minuten lang zu und schaltete auf den nächsten Kanal um, der nur Schnee zeigte, solange man nicht dafür bezahlte. Was mochte hier gezeigt werden, das man nicht umsonst auf dem anderen Kanal sehen konnte?, fragte ich mich. Vielleicht wie sie sich gegenseitig von innen nach außen stülpten?

Und ist das nicht das Schöne an Reisen in fremde Länder – immer wieder über etwas staunen zu können? Dazu muss man nicht einmal fließend die Sprache beherrschen. Es reicht, mit offenem Mund dazusitzen, nicht wirklich stumm, sondern einfach bloß sprachlos.

LAUGH, KOOKABURRA

Ich bin bereits zweimal in Australien gewesen, aber mein Vater ist der Überzeugung, ich hätte das Land nie gesehen. Er machte diese Bemerkung bei einem Besuch meiner Cousine Joan letztes Jahr kurz vor Weihnachten, und zwar unmittelbar im Anschluss an einen nicht weniger gehässigen Kommentar. »Nun«, sagte er, »David ist mehr ein *Leser* als ein Autor.« Das von jemandem, der seit Dave Stocktons Golfratgeber von 1996 kein Buch mehr in der Hand gehalten hat. Er ist auch noch nie in Australien gewesen. Nicht einmal in dessen Nähe gekommen.

»Egal«, sagte er. »Um ein Land kennenzulernen, muss man sich die Landschaft ansehen, und du bist nur in Sydney gewesen.«

»Und in Melbourne. Und in Brisbane«, sagte ich. »Und ich habe etwas von der Landschaft gesehen.«

»Einen Teufel hast du.«

»Na schön«, sagte ich. »Rufen wir Hugh an. Er wird es dir bestätigen. Er wird dir sogar Fotos schicken.«

Joan und ihre Familie leben in Birmingham, New York. Sie sehen meinen Vater und mich nicht sehr häufig, deshalb war es ziemlich unhöflich von uns, am Tisch zu sitzen und wie ein altes Ehepaar zu streiten. Beschämt über unser armseliges Benehmen, ließ ich die Sache auf sich beruhen, und während mein Vater sich über die Fehler anderer Leute ausließ, dachte ich an den vergangenen Sommer und die dreiundzwanzig Stunden Flug von London nach Sydney. Ich war geschäftlich in Australien, und weil jemand anderes für das Ticket bezahlte und wir auf dem Rückflug einen Zwischenstopp in Japan einlegen konnten, hatte Hugh mich begleitet. Das ist nicht gegen Australien gerichtet, aber Hugh war schon einmal dort gewesen. Wenn man außerdem so viele Stunden in einem Flieger verbringt, darf man erwarten, in einer ganz anderen Welt zu landen, auf dem Planeten Merkur, beispielsweise, oder zumindest in Mexiko City. Einem Amerikaner aber kommt Australien ziemlich vertraut vor: die gleichen breiten Straßen, die gleichen Bürotürme. Ein bisschen wie Kanada mit Flip-Flops, das jedenfalls ist der erste Eindruck.

Ich gebe es nur ungern zu, aber mein Vater hatte recht mit der Landschaft. Hugh und ich hatten nicht viel davon gesehen und hätten gar nichts mitbekommen, wenn Pat nicht gewesen wäre, die in Melbourne geboren ist und fast ihr ganzes Leben dort verbracht hat. Wir hatten sie einige Jahre zuvor in Paris kennengelernt, wo sie im Hochsommer Urlaub machte. Bei Drinks in unserem Wohnzimmer, das Gesicht voller Schweißperlen, hatte sie uns erklärt, was »etwas springen lassen« bedeutet, etwa in: »Ich lasse ein Mittagessen springen.« Es heißt, dass man jemanden einlädt und keine Widerrede duldet. »Man kann auch sagen: ›Ich lasse eine Runde springen‹«, sagte sie.

Wir waren nach ihrem Besuch in Kontakt geblieben, und nachdem mein Job in Australien erledigt war und ich noch anderthalb Tage zur freien Verfügung hatte, bot Pat sich als Führerin an. Am ersten Nachmittag zeigte sie uns Melbourne und ließ eine Runde Kaffee springen. Am nächsten Morgen holte sie uns am Hotel ab und fuhr mit uns in »den Busch«, wie sie sagte. Ich erwartete eine Wüste voller Staub und menschlicher Gebeine, aber damit lag ich vollkommen falsch. Wenn Australier vom »Busch« reden, meinen sie einen Wald.

Zuerst jedoch mussten wir aus Melbourne raus und fuhren durch scheinbar endlose Vororte. Es war August, mitten im Winter, sodass wir die Wagenfenster geschlossen hatten. Die Häuser, an denen wir vorbeifuhren, waren aus Holz, und viele Gärten waren mit hohen Zäunen umgeben. Sie sahen anders aus als amerikanische Häuser, auch wenn ich nicht genau sagen konnte, woran es lag. Waren es die Dächer? Ich war mir nicht sicher. Oder vielleicht die Verkleidung? Pat saß am Steuer, und als wir an der Ausfahrt zu einem Einkaufszentrum vorbeikamen, sagte sie, wir sollten uns einen Vier-Flammen-Herd vorstellen.

»Gas- oder Elektroherd?«, fragte Hugh, worauf sie erwiderte, das sei egal.

Der Herd war lediglich symbolisch gemeint, um etwas aufzuzeigen, das sie einmal auf einem Managementseminar gelernt hatte. »Die eine Flamme steht für deine Familie, eine für deine Freunde, die dritte für deine Gesundheit und die vierte für deinen Beruf.« Der Clou dabei ist, sagte sie, dass man, um erfolgreich zu sein, eine Flamme ausschalten muss. Und wer *richtig* erfolgreich sein will, muss zwei Flammen ausschalten.

Pat hat ihre eigene Firma, die so gut läuft, dass sie mit fünfundfünfzig nicht mehr zu arbeiten braucht. Sie besitzt drei Häuser und zwei Autos, aber auch ohne diese Dinge wirkt sie ganz und gar mit sich zufrieden. Und allein das macht Erfolg aus.

Ich fragte sie, welche zwei Flammen sie ausgeschaltet habe, und sie sagte, als Erstes die Familie. Und danach ihre Gesundheit. »Und du?«

Ich überlegte einen Moment und sagte, bei mir wären es die Freunde gewesen. »Es ist nichts, worauf man stolz sein kann, aber nachdem ich Hugh kennengelernt hatte, habe ich mich nicht mehr bemüht.«

»Und was noch?«, fragte sie.

»Gesundheit, nehme ich an.«

Hughs Antwort lautete der Beruf.

»Und?«

»Nur der Beruf«, sagte er.

Ich fragte Pat, warum sie ihre Familie aufgegeben habe, und sie erzählte ohne eine Spur Bitterkeit von ihren Eltern, beides schwere Alkoholiker. Sie hatten ihre Jobs und ihr Geld versoffen, und weil sie pleite waren, musste die Familie häufig umziehen, meistens mitten in der Nacht. Das machte es schwer, ein Haustier zu halten, aber für kurze Zeit hatten Pat und ihre Schwester ein Schaf besessen. Es war ein altersschwacher Bock, den sie Mr. Preston nannten. »Es war ein hübsches, gutmütiges Tier, bis mein Vater ihn zum Scheren gab«, sagte Pat. »Als er zurückkam, hatte er lauter kahle Stellen und furchtbar tiefe Schnitte, wie Stichwunden. Dann zogen wir in ein Apartment und mussten ihn abgeben.« Sie sah auf ihre Hände am Lenkrad. »Der arme Mr. Preston. Ich habe seit Jahren nicht mehr an ihn gedacht.«

Ungefähr zu der Zeit erreichten wir endlich den Busch. Hugh zeigte aus dem Fenster auf einen Klumpen dreckigen

Fells neben einem umgestürzten Baum, und Pat trällerte: »Ein überfahrenes Tier!« Dann hielt sie am Straßenrand, um einen genaueren Blick darauf zu werfen. Seitdem wir Melbourne verlassen hatten, war die Landschaft immer hügeliger geworden. Die Temperatur war gefallen, und auf dem Boden lagen schmutzige Schneeflecken. Trotz Pullover und Jacke war ich zu dünn angezogen und zitterte, als wir auf den Leichnam zuliefen und sahen, dass es sich um ein … was genau handelte? »Ein junges Känguru?«

»Ein Wallaby«, korrigierte Pat mich.

Das Ding war angefahren, aber nicht überrollt worden. Es zeigte keine Zeichen von Verwesung oder Verstümmelung, und ich war überrascht, wie schäbig sein Fell war. Es sah aus wie eine Mischung aus Maulwurf mit Kaninchen. Und es hatte einen Schwanz, der mich an eine Lanze erinnerte.

»Hugh«, rief ich. »Komm her und sieh dir das Wallaby an.«

Er ist der Überzeugung, dass ein totes Tier am Straßenrand zu betrachten genauso schlimm ist, als hätte man es selbst überfahren, nicht versehentlich, sondern mit Absicht, und dabei womöglich noch laut auflachte. Deshalb blieb er im Wagen.

»Du verpasst was«, rief ich, eine große Atemwolke ausstoßend.

Unser Ziel an diesem Nachmittag war ein Ort namens Daylesford, der bei unserer Ankunft eher wie eine Filmkulisse als wie eine echte Stadt aussah. Die Gebäude entlang der Hauptstraße waren zweistöckig und aus Holz, wie im Wilden Westen, nur in grellen Farben gestrichen. Ein Geschäft verkaufte handgemachte Seifen, die aussahen wie

Petits Fours. Es gab eine Konfiserie, ein Geschäft für Konfitüren und eins für Feuchtigkeitscremes.

Wenn Dodge City von Schwulen gegründet worden wäre und bewohnt würde, würde es vielleicht so aussehen. »Die Mineralquellen sind fantastisch«, sagte Pat und parkte den Wagen vor einem Puppengeschäft. Von dort liefen wir einen sanften Hügel hinab und kamen an einem Schwarm Gelbhaubenkakadus vorbei, die auf dem Rasen vor einem Bed-and-Breakfast Würmer aus der Erde zogen. In dem Moment war alle Vertrautheit dahin, und Australien kam mir nicht nur weit entfernt, sondern auch unendlich fremd vor. »Nun seht euch das an«, sagte ich.

Pat hatte für uns einen Tisch zu Mittag reserviert. Das Restaurant gehörte zu einem Hotel, und wir bekamen einen Platz an einem Panoramafenster zugewiesen. Von dort blickte man auf einen hölzernen Steg und direkt dahinter auf einen kleinen See. An sonnigen Tagen wurde man vermutlich geblendet, aber der Winterhimmel sah aus wie gebürstetes Aluminium. Das Wasser darunter hatte den gleichen stumpfen Schimmer, und die Oberfläche war ohne Spiegelbild.

Noch bevor die Speisekarten gebracht wurden, war einem klar, um was für eine Art Restaurant es sich handelte. Das Schweinekotelett sähe vermutlich aus wie ein grob behauenes Floß, angeschwemmt an einen schmalen Strandstreifen Polenta. Fisch würde mit geschnetzelten Rüben oder einem Klatsch pochiertem Obst serviert. Je jünger die Zutaten, desto höher ihre Wertschätzung, deshalb das Jungküken, der Jungspinat und der jungfräuliche Spargel, jeder Stängel fein wie ein Reißzahn.

Wie immer in einem schicken Restaurant bat ich Hugh, für mich zu bestellen. »Was immer du willst«, sagte ich, »solange keine Schokolade drin ist.«

Während er und Pat die Karte studierten, sah ich der Kellnerin zu, die eine Gruppe von acht Leuten zu ihrem Tisch brachte. Am Ende der Schlange lief eine hübsche Frau Mitte dreißig, die einen Säugling an der Schulter trug. Das Kind wurde von einem Schal verdeckt, aber der Größe nach musste es noch sehr jung sein, vielleicht knapp einen Monat.

Lass es bloß nicht in die Nähe des Küchenchefs kommen, dachte ich.

Kurze Zeit später fiel mir auf, dass sich das Kind nicht einmal gerührt hatte. Die Mutter strich ihm mit der Hand über den Rücken, als suche sie nach einem Schalter, und als der Schal ein Stück herabrutschte, sah ich, dass es gar kein Säugling, sondern eine Babypuppe war.

»Pssst«, flüsterte ich, und als Pat aufblickte, deutete ich auf die andere Seite des Raums.

»Ist das normal in Australien?«, fragte ich.

»Vielleicht ist sie in Trauer«, schlug sie vor. »Vielleicht ist ihr Kind bei der Geburt gestorben, und das hilft ihr, es zu verarbeiten.«

Es gibt eine klare Grenze zwischen Schauen und Starren, und nachdem ich dabei erwischt worden war, sie überschritten zu haben, wandte ich meinen Blick aus dem Fenster. Auf dem oberen Geländer des Stegs war ein Holzbrett befestigt, und darauf saß ein sogenannter Kookaburra und sah mir direkt in die Augen. Der Vogel sah aus wie eine Möwe, nur gedrungener, kompakter und mit erdfarbenem Gefieder, die ganze Palette von Beige bis zu dunklem Nussbaum. Im Profil betrachtet, sahen die Federn auf seinem Kopf aus wie ein Bürstenschnitt, was ihm ein grobes, beinahe konservatives Aussehen verlieh. Wenn Eulen die Professoren im Vogelreich waren, dachte ich, könnten die Kookaburras gut die Sportlehrer sein.

Als die Kellnerin kam, zeigte ich aus dem Fenster und stellte ihr ein halbes Dutzend ängstlicher Fragen. »Aber nein«, sagte sie, »der Vogel tut niemandem etwas.« Sie nahm unsere Bestellung auf und musste dann mit einem der Kellner gesprochen haben, einem großen Kerl im Collegealter, der mit einer abgedeckten Schale in der Hand zu uns an den Tisch kam. Ich nahm an, es handle sich um einen Appetizer, aber tatsächlich schien es Futter für den Kookaburra zu sein. »Möchten Sie nach draußen gehen und ihn füttern?«, fragte er.

Ich wollte antworten, dass ich mit dem Wallaby und der Babypuppe bereits genug erlebt hatte, aber wie oft im Leben bekommt man ein solches Angebot? Und so fand ich mich mit einer Schale roher, dünn geschnittener Entenbruststreifen auf dem Steg wieder. Beim Anblick der Schale richtete der Vogel sich auf und flog auf meinen Arm, der unter seinem Gewicht leicht nachgab.

»Nur keine Angst«, sagte der Kellner und redete in ruhigem, respektvollem Tonfall mit dem Kookaburra, so wie man auf ein Kind mit einem Schnappmesser einredet. Denn nichts anderes war der Schnabel des Tieres, eine gefährliche Waffe. Ich hielt ihm ein Stück rohes Entenfleisch hin, das er mir aus den Fingern riss, bevor er damit zum Geländer zurückflog. Dann nahm er das Fleisch und schlug es gegen sein Holzbrett. *Klatsch, klatsch, klatsch.* Wieder und wieder, als wolle er es weich klopfen.

»So würde er es in freier Wildbahn mit Schlangen, Eidechsen und anderen Beutetieren machen«, sagte der Kellner. »Er glaubt, es sei noch lebendig und er müsse es töten.«

Der Kookaburra musste das Fleisch mindestens zehn Mal auf das Holzbrett geschlagen haben. Erst danach schlang er es hinunter und sah erwartungsvoll zu mir herüber.

Ich nahm einen zweiten Streifen aus der Schale, und die Prozedur wiederholte sich. *Klatsch, klatsch, klatsch.* Ungefähr nach der dritten Portion gewöhnte ich mich daran, einen Vogel auf dem Arm sitzen zu haben, und dachte an andere Dinge, angefangen mit dem Wort »Kookaburra«. Ich hatte es zuerst in der fünften Klasse gehört, als unsere Musiklehrerin einen Australienspleen entwickelte. Sie sang mit uns »Waltzing Matilda«, »Tie Me Kangaroo Down, Sport« und ein Lied, das wir einfach »Kookaburra« nannten. Ich hatte noch nie so verrücktes Zeug gehört. Im ersten Lied, beispielsweise, kamen die Wörter »jumbuck«, »billabong«, »swagman« und »tucker bag« vor, die uns nie erklärt wurden. Je weniger Sinn der Text hatte, desto schwieriger konnte man ihn sich merken, was vermutlich der Grund dafür war, dass ich das Lied über den Kookaburra behielt – es war weniger abstrakt als die anderen.

Ich erinnere mich, dass ich es noch am gleichen Tag nach der Schule meiner Schwester Amy beibrachte, die damals in der ersten Klasse gewesen sein muss. Wir sangen es im Auto, wir sangen es bei Tisch, und eines Abends sangen wir es in ihrem Bett, nebeneinander auf der Matratze liegend und zum Takt der Musik hin und her schaukelnd: »Kookaburra sits in the old gum tree ...«

Nach einer halben Stunde wurde plötzlich die Tür aufgerissen. »Was ist hier los?« Es war unser Vater, die eine Hand in die Hüfte gestemmt, sodass sein Arm aussah wie der Griff einer Teekanne, und die andere – was dann dem Ausgießer entsprochen hätte – zur Faust geballt. Er hatte seine übliche Hausbekleidung an, das heißt seine Unterhose. Egal welche Jahreszeit, er trug nie ein Unterhemd oder Socken, gerade wie ein Kleinkind, das in Windeln durchs Haus tapst. Solange wir uns erinnern konnten, war es immer so gewesen: Wenn er von der Arbeit nach Hause kam, zog er seine Hose aus und seufzte vor Erleichterung, als wäre sie unbequem wie High Heels. Wobei zu sagen ist, dass mein Vater in Unterhose gut aussah, besser als die Typen im Penneys-Katalog, die für meinen Geschmack allesamt Storchenbeine hatten. Seine Silhouette im Türrahmen erinnerte an einen Wrestler. Vielleicht nicht an einen in Topform, aber er war näher dran als jeder andere Dad in unserer Straße. »Es ist ein Uhr früh, Herrgott noch mal! David, marsch in dein Zimmer.«

Wenn Lou Sedaris behauptete, es sei ein Uhr nachts, war es bestenfalls halb elf. Dennoch war jeder Widerspruch zwecklos. Ich ging in mein Zimmer im Keller, und er setzte sich wieder vor den Fernseher. Ein paar Minuten später schnarchte er, und ich schlich an ihm vorbei nach oben zu Amy, um weitere zwanzigmal das Lied mit ihr zu singen.

Es dauerte nicht lange, bis mein Vater wieder in der Tür stand. »Habe ich dir nicht gesagt, du sollst in dein Zimmer gehen?«

Im Nachhinein verblüffte mich die Unschuld der Situation. Wenn ich Kinder hätte, die nachts aufblieben und ein Lied über einen Vogel sängen, fände ich das vermutlich rührend. »Welch ein Segen, die zwei zu haben«, würde ich im Stillen denken. Ich könnte mir sogar vorstellen, sie heimlich aufzunehmen und mich damit bei dem Wettbewerb für »Ich hab die süßeren Kinder« anzumelden. Mein Dad allerdings sah das nicht so, was mir seltsam erschien. Es hatte nichts damit zu tun, dass wir seine Ruhe vor dem Fernseher störten. Er konnte uns auf die Entfernung nicht einmal hören, worüber beschwerte er sich dann? »Okay, Freundchen, ich gebe dir zehn Sekunden. Eins. Zwei ...«

Ich glaube, ihn ärgerte, nicht ernst genommen zu werden. Hätte unsere Mutter uns ermahnt, ruhig zu sein, hätten wir vermutlich gehorcht. Bei jemandem, der in Unterhose vor dem Fernseher saß, schien das nicht so wichtig.

Als er bei sechs angekommen war, schlug ich die Decke zurück. »Ich geh schon«, sagte ich schnell und folgte meinem Vater erneut nach unten.

Zehn Minuten später war ich wieder zurück. Amy machte im Bett Platz für mich, und wir machten dort weiter, wo wir aufgehört hatten. »Laugh, Kookaburra! Laugh, Kookaburra! Gay your life must be.«

Vielleicht stieß er sich auch einfach nur an dem letzten Satz. Ein Elfjähriger, der zu seiner Schwester ins Bett gekrochen ist und nicht einfach nur ein Lied über einen Vogel singt, sondern sich dabei hin und her bewegt und sich vorstellt, er stände auf einer Bühne, einen weiten Umhang über der Schulter, und Tausende sähen ihm zu.

Als er das dritte Mal ins Zimmer kam, war mein Vater außer sich. Schlimmer noch, er schwang das gefürchtete Paddel seiner Studentenverbindung. Es sah aus wie ein hölzerner Biberschwanz. In meiner Erinnerung waren auf einer Seite griechische Buchstaben eingebrannt, und daneben hatten seine Bundesgenossen von Beta Epsilon unterschrieben, Männer, die wir nie gesehen hatten, mit altmodischen Spitznamen wie Lefty und Slivers – Namen, die ich wie Smith & Wesson mit Unheil verband. Unser Vater holte das Paddel nicht oft hervor, aber wenn er es tat, kam es auch zum Einsatz.

»Also gut, bringen wir es hinter uns.« Amy wusste, dass sie nichts zu befürchten hatte. Er hatte es auf mich als den Anstifter abgesehen, sodass sie sich mit angezogenen Beinen gegen die Kissen drückte, während ich auf die andere Seite des Betts flüchtete und dort von einem Bein aufs andere hüpfte. Es war die ungünstigste Strategie, weil sie meinen Vater nur noch wütender machte, aber welcher Mensch bei Verstand hätte sich schon freiwillig einer solchen Strafe unterzogen?

Zuletzt erwischte er mich doch, und die ersten Schläge trafen mich gleich unterhalb der Kniescheiben. Ich ging zu Boden, und er bearbeitete meine Oberschenkel. *Klatsch, klatsch, klatsch.* Natürlich tat es weh, aber zu seiner Verteidigung sei gesagt, dass er nicht die Kontrolle über sich verlor. Das tat er nie. Als ich ihn mit vierzehn einmal darauf ansprach, erklärte er es mit einer Mischung aus gesundem Menschenverstand und außergewöhnlicher Selbstbeherrschung. »Ich weiß, wenn ich nicht rechtzeitig aufhörte, würde ich dich umbringen«, sagte er.

Wie immer nach einer Tracht Prügel mit dem Paddel schwor ich auf dem Weg in mein Zimmer, nie mehr ein Wort mit meinem Vater zu reden. Zur Hölle mit ihm, zur Hölle mit meiner Mutter, die ihn nicht aufgehalten hatte, zur Hölle mit Amy, weil sie nicht wenigstens ein paar Schläge abbekommen hatte, und zur Hölle mit allen anderen, die sich inzwischen garantiert leise darüber unterhielten.

Ich kannte damals das Bild von den vier Herdplatten noch nicht, aber wenn, dann hätte ich die Platte für »Familie« ausgestellt. Dann hätte ich die Tür zu meinem Zimmer abgeschlossen und vor mich hin gekocht, in dem vollen Bewusstsein, ohne sie ein Nichts zu sein. Weder Sohn noch Bruder, sondern einfach nur ein Junge – und wie sollte das je genügen? Auch als erwachsener Mann scheint sich nichts daran geändert zu haben. Wie soll man wissen, wer man ist, wenn man seine Familie aufgibt? Und wenn man es tut, um Erfolg zu haben, an wem soll man diesen Erfolg messen? Was soll er in dem Fall überhaupt bedeuten?

Daran musste ich denken, als der Kookaburra den letzten Streifen Entenbrust verschlungen hatte und endlich gesättigt über den See davonflog. Drinnen waren die Vorspeisen gebracht worden, und ich sah durch die Scheibe, wie Hugh und Pat ihre Teller betrachteten. Ich hätte sofort hineingehen sollen, aber ich brauchte noch eine Minute, das alles auf mich wirken zu lassen und mir einzugestehen, und sei es auch nur vor mir selbst, dass ich es geschafft hatte. Eine Bilderbuchstadt am anderen Ende der Welt, genug Geld in der Tasche, um ein schickes Essen springen zu lassen, und das Geschrei des Vogels, der in den Bäumen am anderen Ufer saß und lachte. Laut lachte.

STILLSTEHEN

Mit dreiundzwanzig arbeitete ich eine Zeit lang in einem Restaurant in der Innenstadt von Raleigh. Es war nicht streng vegetarisch, aber es ging zumindest in diese Richtung. »Naturkost« sagte man dazu. Der Lohn war mäßig – drei Dollar fünfzig die Stunde –, allerdings inklusive Verpflegung, und hin und wieder durfte ich Reste mit nach Hause nehmen: dröge Fladenbrothälften, Becher mit beiger Tahinisauce. Salat. Zweimal in der Woche briet die Köchin einen Truthahn, und nachdem sie das Fleisch für Sandwiches abgeschnitten hatte, bekam ich die Knochen und kochte mir daraus zu Hause eine Suppe. Dazu aß ich mit Mayonnaise bestrichene Cracker oder vielleicht ein Omelett mit Reisfüllung.

Mein Tag im Restaurant begann gewöhnlich um halb zwölf vormittags und endete drei Stunden später, womit ich, nach Abzug der Steuern, etwa vierzig Dollar die Woche verdiente. Meine Wohnungsmiete belief sich auf hundertfünfzig Dollar monatlich, und um sie bezahlen zu können, musste ich noch weitere Gelegenheitsjobs übernehmen: eine Wohnung streichen, wenn ich Glück hatte, oder als Handlanger auf Baustellen arbeiten – Jobs, die ich durch Mundpropaganda bekam, und auch das nur sehr spärlich. Ich hätte die Stelle im Restaurant drangeben und mir etwas Lukrativeres suchen sollen, aber ich redete mir ein, ich bräuchte die Zeit für meine *eigentliche* Arbeit, das Herstellen von Skulpturen. Das war nicht ganz aus der Luft gegriffen. Tatsächlich hatte ich an mehreren Preisausstellungen teilgenommen, eine davon im staatlichen Kunstmuseum. Jeden Tag widmete ich mich einige Stunden meiner Arbeit. Ich band Stöcke zusammen oder arrangierte Dinge in Pappkartons. Ich tippte kryptische Sätze auf Karteikarten und hängte sie an die Zimmerdecke.

Ich hätte ohne Weiteres einen Fulltime-Job machen und abends zu Hause Zweige zusammenbinden können, aber ich brauchte die Armut in gewisser Weise, als Beweis dafür, wahrhaft kreativ zu sein. Natürlich war es ein Klischee, aber eins, das von allen Seiten verstärkt wurde. Die Leute sagten nicht »Künstler«, sondern »darbender Künstler«, sodass man auch als Dilettant auf dem richtigen Weg war, solange man hungerte, oder?

Kein Geld zu haben war auch eine Entschuldigung, sich nicht vom Fleck zu rühren. Als ich zwanzig war, konnte mich nichts aufhalten. Ich war unerschrocken gewesen, jemand, der als Mutprobe nach Mexiko getrampt wäre. Eine Zeit lang hatte ich in San Francisco und in Oregon gelebt. Dann war ich zurück in den Keller meiner Eltern gezogen und hatte sämtliche Chuzpe verloren. Seit meiner Rückkehr nach Raleigh war meine mutigste Tat der Umzug in eine eigene Wohnung gewesen, und auch das nur gezwungenermaßen, weil mein Vater mir die Pistole auf die Brust gesetzt hatte. Meine Mutter meinte es gut mit mir und brachte gelegentlich Lebensmittel vorbei. »Ich dachte, du könntest etwas Fleisch gebrauchen«, sagte sie und gab mir eine blutgetränkte Tüte, in der Hackfleisch und Schweinekoteletts und manchmal noch zwanzig Dollar waren.

Meine Situation verbesserte sich leicht im Winter 1981, als meine Schwester Gretchen in die Wohnung über mir zog. Weil ich einige Jahre älter war als sie, blickte sie zu mir auf; nicht so sehr, dass sie sich den Nacken verrenkte, aber immerhin auf eine Art, dass ich mir nicht völlig wertlos vorkam. Wenn ich mich durch die Augen meiner Eltern betrachtete, sah ich einen Wurm, der durch Dreck und Unrat auf einen halluzinogenen Pilz zukroch, aber wenn ich mich durch ihre Augen sah, hatte ich das Gefühl, die Dinge wären weniger schlimm, als sie schienen. Ich war nicht gescheitert, sondern ruhte mich bloß aus und bereitete mich auf die nächste große Sache vor.

Gretchen hatte gerade ein zweieinhalbjähriges Studium in den Bergen von North Carolina absolviert, am gleichen College, an dem auch ich eine Zeit lang gewesen war. Jetzt hoffte sie auf einen Platz an der Rhode Island School of Design und versprach, wenn es klappte, nie die Bezeichnung »Risdee« zu benutzen.

»Wir werden sehen«, sagte ich, wohl wissend, dass, wenn jemand viel zu tun hat, als Erstes die überflüssigen Silben verschwinden.

Gretchen schickte ihre Mappe hin, und während sie auf Antwort wartete, schrieb sie sich für einen Kurs in Insektenkunde an der North Carolina State University ein und arbeitete als Kellnerin in einer Pizzeria in der Nähe der Uni. Am Ende ihrer Schicht packte sie ein paar übrig gebliebene Pizzastücke, auf denen manchmal die Pilze oder die Salami fehlten, in Folie und brachte sie mir mit. Anschließend pfiff ich mir einen Joint rein, und sie inspizierte ihre Insekten, von denen sie fast immer ein siesches Exemplar in ihrem

Tötungsglas hatte. Sie hatte es stets dabei, eine tragbare Gaskammer für jede Florfliege, Köcherfliege oder Kamelgrille, die das Pech hatte, von ihr entdeckt zu werden.

Als der Frühling kam und ihre Opferzahlen anstiegen, bekam ich vorübergehend einen Job in einem Modellzeichenkurs an der Uni. Ich zog mich weder ganz aus, noch zeigte ich mich mit freiem Oberkörper – dazu war ich viel zu schüchtern –, sodass man mich nur gelegentlich anforderte. Weil ich meine Sachen anbehielt, forderte die Kursleiterin, die Susan hieß, mich auf, verschiedene Outfits mitzubringen, je ausgeflippter, desto besser. »Und vergessen Sie nicht die Hüte!«, sagte sie.

Wenn ich stocksteif in einem Raum voller Studenten saß, kreisten meine Gedanken immer wieder um Geld, insbesondere um eine Situation, in der ich es bereits in Händen und durch eigene Dummheit wieder verloren hatte. Es war kurz nach Neujahr gewesen, als ich mit einem Freund das Hirshhorn Museum in Washington, DC, besucht hatte. Bevor wir die Ausstellung betraten, gaben wir unsere Mäntel bei einer Frau an der Garderobe ab. Beim Hinausgehen gab ich der gleichen Frau meine Garderobenmarke, und nachdem sie zwischen den Kleiderständern verschwunden war, kam sie mit einem langen, rotbraunen Nerzmantel mit smaragdgrünem Seidenfutter wieder und gab ihn mir. Er war viel schwerer, als ich erwartet hatte, als sei ein Bär bewusstlos in meine Arme gesunken. Zuerst hielt ich es für einen Trick, aber dann bemerkte ich, dass die Frau mich nicht beachtete. Umso leichter, sich umzudrehen und durch die Tür hinauszugehen. Ich spürte schon die kalte Luft auf meinem Gesicht, als ich kalte Füße bekam und den Mantel zurück zur

Garderobe brachte. »Entschuldigung«, sagte ich, »aber Sie scheinen da etwas verwechselt zu haben.«

Die Frau sah auf den Nerz auf der Garderobentheke. »Und das bemerken sie erst *jetzt?*«, fragte sie.

»Was für eine Zicke«, sagte ich zu meinem Freund, als ich in meinem Mantel aus dem Secondhandladen zum Wagen ging. »Sie hätte sich lieber bei mir bedanken sollen. Oder besser noch, mir eine Belohnung geben.«

Wie blöd kann man nur sein?, dachte ich jetzt, als ich mit einem Paisleyturban um den Kopf vor der Zeichenklasse stand. *Dieser Nerz hätte mein Leben völlig verändern können.* Es wäre nicht einmal Diebstahl gewesen, überlegte ich, jedenfalls technisch gesehen. Der rechtmäßige Besitzer wäre entschädigt worden, wer also hätte irgendeinen Schaden davongetragen?

Das Haus, in dem ich und Gretchen wohnten – ein großer, hässlicher Klotz, der inzwischen in Apartmentwohnungen umgewandelt wurde –, lag genau zwischen dem Stadtzentrum und der Universität. Keiner von uns beiden hatte einen Führerschein, sodass wir zu Fuß gingen, mit dem Rad fuhren oder von Leuten mitgenommen wurden, wenn wir zur Arbeit oder zur Uni wollten, so wie wir es schon als Kinder gemacht hatten. Eine halbe Meile entfernt, am anderen Ende einer schicken, penibel gepflegten Wohnsiedlung, gab es ein Einkaufszentrum namens Cameron Village. Dazu gehörte ein rund um die Uhr geöffneter Supermarkt, und als sie eines Abends mit einer Einkaufstüte in der einen und ihrem Tötungsglas in der anderen Hand auf dem Heimweg war, wurde meine Schwester von einem Mann überfallen, der sie von hinten packte und in ein Gebüsch zu zerren versuchte.

Er konnte den Überraschungsmoment nutzen, aber Gretchen ist groß, zumindest für eine Sedaris, und stark. Sobald sie sich gefasst hatte, riss sie sich los und lief zum nächsten Haus, um Hilfe zu holen. Als es im Haus dunkel blieb, rannte sie mitten auf der Straße drei Blocks weiter bis auf unsere Veranda. Ich hörte ein Hämmern an meiner Tür, und als ich öffnete, schoss sie an mir vorbei in die Küche, wo sie stumm und zitternd stehen blieb − vermutlich unter Schock, und mit Blättern in den Haaren. Ich rief die Polizei an und machte mich daran, meine Drogenvorräte zu verstecken. Danach rief ich meine Eltern an, wobei ich mir bewusst war, dass ich jemand anderem die Neuigkeit klaute, und auch, wie dramatisch ich klang. »Gretchen ist überfallen worden.«

Der Polizeibeamte sagte bei seinem Eintreffen als Erstes, dass er schon einmal in meiner Wohnung gewesen sei. »Wegen eines Drogendelikts, vor einigen Jahren«, erklärte er und sah von der Küche ins Wohnzimmer, wo Dutzende von Karteikarten von der Decke hingen. Er nahm die Aussage meiner Schwester auf, und gerade als er losfuhr, um den Tatort zu untersuchen, hielten meine Eltern vor dem Haus, und meine Mutter sagte, noch bevor sie ihre Handtasche abgestellt hatte, es sei allein Gretchens Schuld. »Wer um elf Uhr nachts zu Fuß zum Einkaufen geht, bittet praktisch darum!«

Unser Vater, der die Zeit immer in seinem Sinne verdreht, gab mir die Schuld. »Wie kannst du deine Schwester um ein Uhr früh allein auf die Straße lassen?«

»Es war nicht eins«, sagte ich. »Wir haben es jetzt noch nicht mal eins.«

»Ach, Blödsinn.«

Der Polizist kam mit Gretchens Einkaufstüte, einem Mayonnaiseglas mit einer halb toten Motte und einem mit Nagellackentferner getränkten Wattebausch zurück. »Gehört das ... Ihnen?«, fragte er. Mein Vater sah Gretchen mit seinem »Ich hab's gewusst«-Blick an. »Oh, wie schön«, sagte er. »Hast einen hübschen kleinen Schmetterling gefangen, als du um zwei Uhr früh ganz allein nach Hause gelatscht bist?«

Am folgenden Tag fuhr er mit meiner Schwester zur Polizeiwache, wo sie die Verbrecherkartei durchschauen sollte. Der Kerl, der sie überfallen hatte, war ein Schwarzer gewesen. Sie erinnerte sich, dass er ein weißes T-Shirt getragen hatte, aber dann war ihr die Brille heruntergefallen, und sie hatte alles nur noch verschwommen gesehen.

»Okay«, sagte der Polizeibeamte. »Reden wir über die Hose. Denken Sie nach — war sie lang oder kurz?«

Als Gretchen »lang« sagte, schlug mein Vater mit der flachen Hand auf die Tischplatte. »Na, also«, sagte er. »*Jetzt* kommen wir der Sache näher!«

Als ich an diesem Tag von meiner Arbeit im Naturkostrestaurant nach Hause kam, warteten bereits mein Vater und meine Schwester auf mich. »Wir können uns nicht darauf verlassen, dass die Polizei den Typen schnappt«, sagte mein Vater. »Also werden wir selbst ein bisschen herumfahren und versuchen, ihn zu finden.«

»Wir sollen in der Gegend herumfahren und Ausschau nach einem Schwarzen halten?«, fragte ich.

»Mit langer Hose und weißem T-Shirt«, fügte Gretchen hinzu. »Er kann sich nicht umgezogen haben, weil die Kleidungsstücke fest mit seinem Körper verwachsen sind.«

»Lass das Klugscheißen«, sagte unser Vater. »Dieser Kerl hat versucht, dich zu vergewaltigen, vergiss das nicht. Glaubst du etwa, das ist eine einmalige Sache, nach dem Motto: ›Ach, das hat nicht geklappt, da mache ich jetzt was ganz anderes und werde vielleicht Eisverkäufer‹?«

Er war nicht der Einzige, der wütend war. Den ganzen Vormittag bei der Arbeit hatte ich mir vorgestellt, in der Zeit zurückzureisen und dem Kerl in dem Augenblick über den Weg zu laufen, als er meine Schwester überfiel. In meiner Vorstellung lief ich ahnungslos an einem Mittwochabend um elf die Straße entlang, als ich eine Frau schreien hörte und Bewegung in den Büschen sah. Als Nächstes packte ich den Typen am Kragen und sagte höflich, aber gleichzeitig auch feindselig etwas wie: »Einen Augenblick, Freundchen …« Dann stellte ich mir vor, wie ich ihn verprügelte, so wie die Männer im Film das machen; indem meine Faust mit einem satten Knacken sein Kinn traf und sein Kiefer aufplatzte wie eine reife Melone. Nachdem ich ihn am Boden hatte, prügelte ich weiter auf ihn ein, bis Gretchen dazwischensprang und sagte: »David, hör auf! Du bringst ihn noch um.«

Es war ein entzückender kleiner Tagtraum, der aber noch befriedigender gewesen wäre, wenn der Typ weiß oder zumindest *halbwegs* weiß gewesen wäre, ein spanischer Austauschschüler vielleicht, oder ein hawaiianischer Handlungsreisender. Warum musste er ausgerechnet schwarz sein, noch dazu in North Carolina, wo alles so mit Bedeutung aufgeladen war?

Ich glaube, Gretchen dachte genauso – nicht dass sie die ganze Sache am liebsten fallen gelassen hätte, sondern dass sie sich in einem lästigen Klischee gefangen fühlte. Und jetzt war ihr Vater dabei, einen Suchtrupp zusammenzustellen.

Die Situation wurde noch merkwürdiger, als ich den Baseballschläger auf dem Rücksitz seines Wagens sah. Er konnte ihn unmöglich von zu Hause mitgebracht haben – wir hatten genauso wenig einen Baseballschläger besessen wie ein Dreirad. Der hier war brandneu und trug noch ein Preisschild.

»Du hast einen Baseballschläger *gekauft?*«

»Beruhige dich«, sagte mein Vater. »Wenn wir den Typen nicht kriegen, kann dein Bruder ihn vielleicht benutzen.«

»Wozu?«, fragte ich. »Seit wann interessiert Paul sich für Baseball? Und obendrein weißt du nicht einmal, nach wem wir suchen.«

Mein Vater hoffte, dass Gretchen ihren Angreifer über seine Körpersprache identifizieren könnte – die Art, wie er ging oder seine Hände bewegte. Oder, noch wahrscheinlicher, dass sie vielleicht seine Stimme wiedererkennen würde. Das war natürlich möglich, und ich hätte es nachvollziehen können, wenn die Liste potenzieller Kandidaten kürzer gewesen wäre, sagen wir, eine Reihe von fünf Männern hinter einer verspiegelten Glaswand. So wie es aussah, war jeder Schwarze in Raleigh zwischen achtzehn und fünfundsechzig Jahren ein potenzieller Kandidat, besonders die in langer Hose und einem weißen T-Shirt.

»Das ist absurd«, stöhnte Gretchen. Unser Vater fuhr am Pfannkuchenhaus vorbei und bog in die Hillsborough Street, um kurz darauf anzuhalten und auf einen Schwarzen zu zeigen. »Kommt der dir bekannt vor?«, fragte er.

Der Mann war vielleicht Anfang zwanzig und trank aus einer Dose Cola, die er absetzte, als wir neben ihm anhielten und mein Vater den Kopf aus dem Fenster streckte. »Entschuldigung«, sagte er. »Kannst du mir sagen, wie wir zum Capitol Building kommen?«

Der junge Mann zeigte in die Richtung, aus der wir gekommen waren, und sagte, es sei ganz in der Nähe.

Mein Vater wandte sich an Gretchen: »Erinnert dich das an was?«

»Dad, bitte.«

Der junge Mann spürte, dass irgendetwas nicht stimmte. Er machte einen Schritt zurück und lief weiter die Straße entlang. »He«, rief mein Vater. »He, du!«

Der nächste Schwarze, den er anhielt, hatte einen verdreckten Gips am Arm, und der danach hatte einen afrikanischen Akzent und so viele Narben im Gesicht, dass es aussah wie ein Backenbart. Danach bat Gretchen, zurück in ihre Wohnung gebracht zu werden. Sie musste am Abend kellnern, und mein Vater bestand darauf, sie mit dem Wagen hinzufahren. Für den Heimweg, erklärte er mir, sei *ich* zuständig. »Ich kann immer noch nicht glauben, dass du sie um drei Uhr früh allein in der Gegend hast herumlaufen lassen.«

Einig schienen sich alle Erwachsenen darin zu sein, dass Gretchen leichtsinnig gewesen war, alleine zum Supermarkt zu gehen. So leichtsinnig, wie einige meinten, dass man es ihrem Angreifer nicht einmal übel nehmen konnte. Was sollte er schließlich denken, wenn eine junge Frau um die Uhrzeit allein unterwegs war – noch dazu eine junge Frau in Shorts?

»Und was ist mit dem Tötungsglas?«, wandte ich ein. »Ist es so schwer, eine Prostituierte von einer Collegestudentin zu unterscheiden? Nutten tragen keine Brille. Und was ist mit mir? Ich gehe ständig allein zum Einkaufen.«

Natürlich galten für Frauen andere Regeln. Als junge Mädchen wurden meine Schwestern alle von einem fremden Mann im Wagen angesprochen, der vorgab, sich verfahren zu haben und nach dem Weg fragen zu wollen. Sobald sie sich dem heruntergelassenen Wagenfenster näherten, sahen sie, dass der Fahrer die Hose offen hatte, sein Penis steif war und er daran herumfummelte. Es war jedes Mal ein anderer Kerl – der eine hatte eine Glatze und trug eine Sonnenbrille, während ein anderer lange Koteletten hatte und schielte –, aber es passierte allen Sedaris-Mädchen. Sie sahen einen Mann, ungefähr so alt wie ihr Vater, der masturbierte, und anschließend kamen sie ins Haus, aber niemals hysterisch, sondern leicht irritiert, als wären sie einer sprechenden Katze begegnet.

Ich fühlte mich ausgeschlossen und erinnere mich, dass ich meinen Vater fragte, warum es nie mir passiert sei.

»Na, denk mal nach«, sagte er. »Sich vor einem Mädchen zu entblößen ist eine Sache. Es vor einem Jungen zu tun – da müsste der Typ ja pervers sein.«

Und dann gab es noch die anonymen Anrufe. »Sie wollen *was* bei mir ausschlecken?«, hörte ich einmal meine Mutter am Telefon sagen. »Hör zu, Sportsfreund, wenn du auf so etwas stehst, bist du an die Falsche geraten.« Dann lachte sie, nicht gehässig, sondern als müsse sie wirklich lachen. Es hätte mich nicht überrascht, wenn sie gesagt hätte: »Moment, ich reiche Sie an meine Tochter weiter.«

Die Exhibitionisten und verkorksten Anrufer hatten etwas geradezu Komisches, in dem Sinne, dass man vor allem Mitleid mit diesen Männern empfand. Von ihnen angefasst zu werden war jedoch etwas anderes. Und dann war da die Rassenschranke. Ich will meinem Vater keine Doppelmoral unterstellen – er hätte genauso nach einem weißen Vergewaltiger gesucht. Ich denke nur nicht, dass er sich so hilflos und fehl am Platze gefühlt hätte.

Am Tag nach der Durchsicht der Verbrecherkartei musste Gretchen zur Uni. Als ich nach der Arbeit im Restaurant nach Hause kam, saß mein Vater auf der Veranda vor dem Haus. Offenbar war er mit oder ohne meine Schwester fest entschlossen, den Mann zu finden, der sie überfallen hatte. Zu dem Zeitpunkt war das mehr als lächerlich, aber ich glaube, das wusste er. Wenn jemand, der einem nahesteht, von einem Fremden überfallen wird, kann man entweder zu Hause hocken und nichts tun, oder man fährt mit einem Glas Wodka voll klimpernder Eiswürfel zwischen den Beinen in der Gegend herum und schaut nicht bloß nach anderen Männern, sondern man sieht ganz genau hin und studiert sie, so wie die Studenten im Zeichenkurs mich studierten. »Na, *das* ist ja was ganz Neues«, sagte mein Vater unterwegs und zeigte auf einen Typen, der eine Badekappe auf dem Kopf hatte.

Es kam selten vor, dass mein Vater und ich Zeit miteinander verbrachten, und noch seltener war, dass wir zum gleichen Team gehörten und obendrein einen Baseballschläger dabeihatten. Wir wollten beide Gretchen beschützen, obwohl keiner von uns letztlich dazu in der Lage war. Nachdem sie an der RISD angenommen worden war, zog sie nach Providence und machte sogar den Führerschein. Eines Abends hielt sie vor ihrem Apartment, als ein Mann die Beifahrertür aufriss und in den Sitz sprang. »Er war weiß«, berichtete sie, »und trug eine Jeans und eine rote Baumwolljacke.« Zum Glück konnte sie ihn in die Flucht schlagen, indem sie auf die Hupe drückte. Ein paar Monate später kam sie nach einer langen Schicht im Restaurant nach Hause, schlief ein und wachte umgeben von drei Männern auf, die um ihr Bett standen. In diesem Fall musste sie vor sich selbst beschützt werden, da die Männer sich als Feuerwehrleute entpuppten. Offenbar hatte sie sich ins Bett gelegt, während eine Pfanne Popcorn auf dem Herd stand, und hatte nichts von dem Rauch in der Küche, den Anrufen ihrer Nachbarn und dem vereinten Hämmern an ihrer Tür mitbekommen.

Alles das lag an dem Nachmittag, an dem mein Vater und ich durch Raleigh fuhren und nach möglichen Vergewaltigern Ausschau hielten, noch in der Zukunft. Eine Zeit lang unterhielten wir uns über Gretchen, malten uns aus, was im schlimmsten Fall hätte passieren können, und schürten unseren Zorn. Danach redeten wir über meine anderen Schwestern und wie sehr sie uns brauchten, zumindest ihn. Ich war traurig, als mein Vater seinen Drink geleert hatte und mich zurück zu meiner Wohnung brachte. Bis zu diesem Moment war mir nicht recht bewusst geworden, wie sehr ich diesen Ort fürchtete, wie sehr das Gefühl des Versagens auf ihm lastete. Es schien, als hätte ich einen entscheidenden Schritt auf dem Weg zum Erwachsenwerden verpasst. Mein Vater war von der Highschool zur

Navy ans College und zu IBM gegangen, so nahtlos, als hätte er über Trittsteine einen Fluss überquert. Das wäre natürlich nicht mein Ding gewesen, aber man musste seine Zielstrebigkeit bewundern. Wenn ich an meinen Weg dachte, fielen mir eine Handvoll Quaaludes ein, die ich eine Woche zuvor genommen hatte und wie ich danach die Treppe zu Gretchens Apartment hinaufgestolpert war. Würde der ganze Rest meines Lebens genauso sein? »Hilf mir«, wollte ich meinem Vater sagen, doch alles, was ich herausbrachte, war: »Könntest du mir vielleicht zwanzig Dollar leihen?«

»Unter gar keinen Umständen«, sagte er.

»Vielleicht zehn?«

Kurz darauf bekam Gretchen das Aufnahmeschreiben. Die Nachricht verdrängte den Überfall, und obwohl sie erst drei Monate später umzog, war es, als wäre sie bereits fort. Der Zwischenfall, der uns zusammengeschweißt hatte, fühlte sich mit einem Mal wie das Ende von etwas an, wie ein Kapitel, das für sie »Die Zeit, bevor mein eigentliches Leben begann« heißen konnte.

Nachdem sie fort war, vermisste ich die Pizza, aber noch mehr vermisste ich, jemanden zu haben, der naiv genug war, mir zu glauben. Wenn sie zurückkam, war sie genau wie alle anderen Freunde, die fortgezogen waren und einen wie einen Verlierer dastehen ließen, wenn sie an Weihnachten nach Hause flogen. Nicht dass sie es darauf anlegten. Natürlich redeten sie davon, welche Stars sie gesehen hatten, und von den Kunstausstellungen und vielen Chancen in den aufregenden Städten, in denen sie jetzt wohnten, aber irgendwann kam immer der Moment, an dem das Gespräch auf Raleigh kam und wie sehr sie es doch vermissten. »Allein die Leute, Mann«, sagten sie. »Und wie günstig man hier wohnen kann – eine Apartment für, was zahlst du, David, einen Dollar fünfzig im Monat?«

Man brauchte Geld, um fortzuziehen, aber mehr als das brauchte man Entschlusskraft. Der Nerz, den ich an jenem Tag in Washington zurückgegeben hatte, hätte mich nicht aus North Carolina herausgebracht. Mit dem Erlös aus seinem Verkauf wäre ich zweifellos an Ort und Stelle geblieben, hätte davon bescheiden von Woche zu Woche gelebt und mir immer neue Entschuldigungen ausgedacht. Es entging mir nicht, dass ich als Modell im Zeichenkurs im wörtlichen wie im übertragenen Sinn stillstand. Ich würde den Job drei weitere Jahre machen, eine lange Zeit, wenn man nicht von der Stelle kommt, und geradezu endlos, wenn man immer nur von einem Bein aufs andere tritt.

Nur eine kurze E-Mail

Hallo, Robin,

nur eine kurze E-Mail, um mich für das Hochzeitsgeschenk, besser gesagt den »*Gutschein* für das Hochzeitsgeschenk« zu bedanken. Zwei Pizzen – wie aufmerksam von Dir. Und wie großzügig: Belag nach Wahl!

Vielleicht wusstest Du nichts von meiner Anmeldung bei Tumbridge & Colchester. Ich glaube, es war im letzten Juni, kurz bevor wir unsere Verlobung bekannt gaben. Nicht dass die Pizzen ungelegen kamen; ganz im Gegenteil, wenn auch auf eher indirekte Weise. Im Gegensatz zu Dir bin ich nicht so herrlich unbekümmert bezüglich dessen, was die Leute denken, sondern ein wenig eitel, besonders was meine Figur betrifft. Aus diesem Grund habe ich den Gutschein zur Verpflegung der Arbeiter benutzt, die gerade einen kleineren Anbau am Haus vornehmen. Ich weiß, Du fandest unser Haus groß genug. »Tara trifft DressBarn«, wie Du es auf der Hochzeit so hübsch beschrieben hast. »Ganz ehrlich«, sagtest Du. »Wie viel Platz brauchen zwei Leute?«

Oder hast Du gesagt: »Zwei *dünne* Leute?« Das war bei dem vielen Lärm schwer zu verstehen, weil die Band so laut gespielt hat und die Gäste uns von allen Seiten Glückwünsche zuriefen. Genau wie jetzt bei unserem ständig wachsenden Haus – die Arbeiter hämmern den ganzen Tag! Sie haben die Wand zwischen der Küche und der Sitzecke herausgerissen, sodass wir Platz für einen begehbaren Besteckschrank und den neuen Sechzehnplattenherd haben, den ich letztens entdeckt habe. Außerdem können wir so die Küchentheke verlängern, einen zweiten Geschirrspüler aufstellen und eine elektrische Mühle zum Mahlen von Blauem Mais installieren. (Hat irgendwer Lust auf hausgemachte Tortillas?) Die überflüssige Veranda soll ebenfalls überdacht und in ein getrenntes Esszimmer verwandelt werden, für den Fall, dass wir asiatisch essen wollen. Damit fällt die Rampe weg, an der Du so hängst, aber Du kommst ja ohnehin selten, und es wird Dich schon nicht umbringen, das halbe Dutzend Stufen hochzurobben. Ich glaube sogar, solange sie sauber sind, wird es Dir ganz guttun.

Wo wir schon einmal bei dem Thema sind, Robin, ist es richtig, auf dieser ständigen Sonderbehandlung zu beharren? Mehr noch, ist es *gesund?* Der Autounfall liegt jetzt fast ein Jahr zurück. Meinst Du nicht, es wäre an der Zeit, dein Leben wieder aufzunehmen? Muss ich Dich an *meine* vielen Verletzungen erinnern: die ausgerenkte Schulter, das so gut wie gebrochene Handgelenk, das bis heute bei starker Beanspruchung kribbelt, wenn ich etwa bei feuchtem Wetter den Schneebesen rühre? Obendrein hat es mich Tage gekostet, Dein Blut aus meinen Haaren zu waschen. Die Schwester in der Ambulanz hat mich als rothaarig eingetragen – so schlimm sah ich aus, weil du deinen Schneidezahn praktisch in meinem Schädel versenkt hast! Ein durchtrenntes Rückenmark ist natürlich etwas anderes, aber wie Dr. Gaffney sagt, jetzt bist Du an der Reihe. Du kannst entweder als einsame, verbitterte Querschnittsgelähmte in der Vergangenheit leben, oder Du lebst als Querschnittsgelähmte in der Gegenwart. Ich habe den Staub abgeklopft und mich wieder aufs Pferd gesetzt, wie man so schön sagt, warum kannst Du das nicht auch?

Hast du übrigens die Postkarte aus unseren Flitterwochen bekommen? Es war wunderbar im Irak, genau wie ich es mir vorgestellt hatte, wenn nur nicht *so viele* Amerikaner da gewesen wären! »Ist man nirgendwo sicher?«, habe ich zu Philip gesagt. »Ganz im Ernst. Was die vielen Touristen angeht, hätten wir genauso gut nach Paris fahren können!« Natürlich *sind* wir dann auch nach Paris gefahren, aber eher geschäftlich als zum Vergnügen. Philip traf sich dort mit einer amerikanischen Klientin, die wegen einer großen Chablis-Auktion in der Stadt war. Er hat sie einmal vor Gericht wegen Trunkenheit am Steuer verteidigt, und zwar erfolgreich, trotz der Werte des Alkoholtests und eines ziemlich ausfälligen Benehmens, von dem einiges auf Video festgehalten worden war. Sie strengen jetzt eine Klage gegen die Leute an, die sie überfahren hat, zumindest gegen den einen, der überlebt hat, und es sieht so aus, als hätten sie gute Chancen zu gewinnen. Ich will Dich damit nicht beunruhigen. Mit den Umbauarbeiten am Haus und den tausend anderen Dingen auf meiner Liste ist eine Klage das Letzte, was mir in den Sinn käme. Nicht dass es mir nicht nahegelegt wurde.

Während mein hart arbeitender Ehemann sich mit seiner Klientin beriet, spazierte ich alleine die Quais entlang und verschwand hin und wieder in einer Boutique. Mehr als einmal habe ich dabei an Dich gedacht. Ich erinnerte mich, dass *Du* und Philip auf Hochzeitsreise in Paris wart. Das war in den goldenen alten Zeiten, als der Dollar und der Euro praktisch gleich viel wert waren. Heute kostet schon eine Tasse Kaffee und ein Croque-Madame ein halbes Vermögen, da kannst Du Dir vorstellen, wie teuer ein Paar Schuhe von Christian Louboutin sind! Ich denke, für Dich würde es sich lohnen, aber für jemanden wie mich, der beim Schlussverkauf die Boutiquen stürmt, halten solche Schuhe vielleicht eine, im günstigsten Fall noch eine zweite Saison. Aber was sollte ich tun? Der Irak war völlig abgegrast, als wir dort eintrafen, und ich wollte gerne ein kleines Souvenir von unserer Reise.

Nach unserer Rückkehr machte sich Philip gleich an die Arbeit. Sein Hauptjob: mich glücklich zu machen. Als Erstes machten wir uns an den Umbau ($$$$$$$), dann kümmerte er sich erfolgreich darum, den Eintrag wegen Alkoholmissbrauchs am Steuer aus der Verkehrssünderdatei zu tilgen. Es war nicht einfach, aber das sind gesetzliche Dinge nie. Ich kann nur sagen, wenn es hilft, Freunde zu haben, hilft es noch mehr, unter seinen Freunden Gouverneure zu haben!

Das alles wird Dich nicht aus Deinem Rollstuhl herausholen, aber es wird *mein* Selbstvertrauen und das, was ich als meinen guten Ruf betrachte, wiederherstellen. Das heißt aber auch, dass Du aufhörst, mich als die »betrunkene Schlampe« zu bezeichnen, die Dir Deine Beine »weggenommen« und dann den Ehemann »gestohlen« hat. »Betrunken« ist anscheinend relativ, und ich an Deiner Stelle wäre vorsichtiger damit, das Wort zu benutzen. Die Sache mit den Beinen ist zudem übertrieben, da Du eindeutig noch beide *hast* (einschließlich der blauen Krampfadern). Und was das Stehlen angeht, so ist Philip aus freien Stücken zu mir gekommen – die Entscheidung zweier erwachsener Menschen, ohne jeden Zwang. Zuletzt bleibt nur noch das Wort »Schlampe« übrig, was alles Mögliche heißen kann. Ich persönlich würde damit jemanden bezeichnen, der einen Gutschein für zwei Pizzen für ein geeignetes Hochzeitsgeschenk hält! Den Exehemann damit zu beglücken, kann ich verstehen, aber die eigene Schwester? Das ist geschmacklos.

Ich muss los!
Ronda

KOMMT EIN MANN
IN EINEN BARWAGEN

In Amerikas goldenem Zeitalter des Reisens waren die Bahnsteige auf den Bahnhöfen kniehoch in vermeintlichen Nebel gehüllt. In alten Schwarz-Weiß-Filmen begegnen einem diese tief liegenden Silberstreifen auf Schritt und Tritt. Ich dachte immer, es sei der Dampf von Lokomotiven, aber inzwischen frage ich mich, ob es nicht Zigarettenqualm war. Damals konnte man überall rauchen: im Speisewagen genauso wie im Schlafwagenabteil. Je nach Vorliebe war es der reinste Himmel oder die reinste Hölle.

Ich weiß, dass der Amtrak, mit dem ich 1984 von Raleigh nach Chicago fuhr, einen Raucherwagen hatte, aber sieben Jahre später war er verschwunden. Die einzige Möglichkeit, noch eine Zigarette im Zug zu rauchen, war jetzt die Bar.

Das klingt erst mal nicht weiter schlimm, beinahe romantisch – »die Bar im Lake Shore Limited« –, aber tatsächlich war es ziemlich deprimierend. Zu hell, zu laut und außerdem voller Alkoholiker, die gleich nach dem Einsteigen die Plätze besetzten und dort schwitzend wie billige Kebabs bis zum Ziel ihrer Reise sitzen blieben. Zu Anfang mochten einem ihre Stimmen noch fröhlich vorkommen: der warme Ton von Fremden, die unterwegs zu Freunden werden. Dann wurden die Trinker rührselig und wiederholten sich ständig, bis sie zuletzt in jenes schieläugige Gebrabbel verfielen, das als Alkoholiker-Aufrichtigkeit durchgeht.

Im Zug von New York nach Chicago Anfang Januar 1991 ließ einer der Betrunkenen die Hose herunter und schwenkte sein blankes Hinterteil in Richtung der Frau hinter der Bar. Ich war damals vierunddreißig und hätte es besser wissen müssen, aber ich lachte so wie alle anderen. Die Fahrt schien endlos – fast neunzehn Stunden, die Verspätungen nicht mitgerechnet –, aber außer einer Entgleisung hätte nichts meine gute Laune trüben können. Ich war unterwegs zu meinem Freund, den ich bei meinem Umzug nach New York zurückgelassen hatte. Wir kannten uns seit sechs Jahren, und auch wenn wir uns in der Zeit häufiger getrennt hatten, als wir beide zählen konnten, bestand die Hoffnung, dass dieser Besuch uns wieder zusammenführen konnte. Er würde zu einem Neuanfang mit mir nach Manhattan gehen, und alle unsere Probleme würden sich in Luft auflösen.

Im Nachhinein war es für uns beide das Beste, dass es nicht so gekommen ist, obwohl ich das damals natürlich nicht vorhersehen konnte. Die Reise, die uns wieder zusammenführen sollte, brachte uns endgültig auseinander, und ich stieg mit deutlich gedämpfteren Gefühlen als auf der Hinreise in den Limited zurück nach New York. Mein Zug ging am frühen Abend von der Union Station. Der abendliche Januarhimmel hatte die Farbe von Zinn, und das sich darunter ausbreitende Land – platt wie ein ausgerollter Teig – war mit Schneematsch überzogen. Ich sah die City in der Ferne verschwinden und ging in den Barwagen, um eine Zigarette zu rauchen. Von dem etwa ein Dutzend Säufern, die in Chicago in den Zug gestolpert waren, stach einer besonders hervor. Ich hatte schon immer einen Blick für runtergekommene Typen – nennen wir ihn Johnny Ryan –, und auch dieses Mal war es das Gefühl, dass er viel herumgeschubst worden war, das mich auf ihn aufmerksam werden ließ. Mit dreißig würden Zeichen von Verhärmtheit um Mund und Augen sichtbar werden, aber jetzt, mit neunundzwanzig, befand er sich genau auf der Grenze, wie eine Flasche Wein mit Schraubverschluss einen Tag, bevor sie zu Essig wird.

Er selbst musste unsere Unterhaltung angestoßen haben, weil ich nie den Mut dazu gehabt hätte. Unter anderen Umständen hätte ich vielleicht »Hallo« gestammelt und wäre zurück zu meinem Platz geeilt, aber der Bruch mit meinem Freund hatte mich davon überzeugt, etwas Großes stünde bevor. Die Chance meines Lebens wartete auf mich, und um sie nicht zu verpassen, musste ich mich öffnen und weniger »verkrampft« sein. So hatte mein Ex-Boyfriend mich bezeichnet. Und er hatte auch gleich noch das Wort »überkritisch« hinzugefügt, eine der vielen Umschreibungen für »total anstrengend«. Die Tatsache, dass es mich quälte, bestätigte nur, was ich schon immer vermutet hatte: Es stimmte alles. Niemand war geistloser, prüder und stärker in seinen Gewohnheiten verfangen als ich.

Johnny machte auf mich nicht den Eindruck, er könnte schwul sein, aber bei Alkoholikern lässt sich das schwer sagen. Wie Häftlingen und Schafhirten ist es vielen egal, mit wem sie Sex haben, ganz nach dem Grundsatz, was im Dunkeln passiert, bleibt auch im Dunkeln. Sorgen muss man sich vielmehr um den Morgen danach machen, um die Beschimpfungen, das Türenschlagen und den Vorwurf, man habe sich unlauterer Mittel bedient. Ich muss ziemlich verzweifelt gewesen sein, zu glauben, eine solche Person könne für mich der Beginn eines neuen Lebens sein. Nicht dass Johnny keine angenehme Gesellschaft gewesen wäre. Nur waren die Dinge, die wir gemeinsam hatten, alle so deprimierend. Zum Beispiel, dass wir beide arbeitslos waren. Mein letzter Job war Weihnachtself bei Macy's gewesen.

»Persönlicher Assistent« hatte ich es genannt, in der Hoffnung, er würde nicht nachfragen, für wen.

»Ähm – den Weihnachtsmann.«

Sein letzter Job hatte mit gefährlichen Chemikalien zu tun gehabt. Durch einen Unfall an Thanksgiving war sein Rücken mit Eiterbeulen übersät. Einige Monate zuvor hatte ein umgestoßener Benzolkanister sämtliche Haare auf seinen Armen und Händen verbrannt. Das machte ihn nur attraktiver. Ich stellte mir vor, wie seine glatten, rosigen Hände die Tür zum Rest meines Lebens aufstießen.

»Willst du den ganzen Abend hier rumstehen und rauchen?«, fragte er.

Normalerweise fing ich nie vor neun mit dem Trinken an. »Ach, was soll's«, sagte ich. »Ich nehme ein Bier. Warum nicht?« Dann wurden zwei Plätze frei, und Johnny und ich setzten uns. Auf der anderen Seite des schmalen Waggons saß ein Schwarzer mit buschigem Schnauzer und schlug auf die Tischplatte aus Resopal. »Geht eine Nonne zum Frauenarzt«, sagte er. »Der Arzt will sie reinlegen und sagt: ›Ich muss Ihnen mitteilen, dass Sie schwanger sind.‹ Darauf die Nonne: ›Meine Güte, was die heutzutage alles auf die Kerzen schmieren.‹«

Der ganze Waggon lachte, und Johnny steckte sich eine neue Zigarette an. »Ein echter Witzbold«, sagte er. Ich weiß nicht, wie wir auf das Thema Glücksspiel kamen – vielleicht, weil ich ihn nach seinen Hobbys fragte.

»Ich mache Sportwetten, auf Pferde und Windhunde – zum Teufel, setz zwei Flöhe auf den Tisch, und ich schlage eine Wette vor, welcher höher springen kann. Wie ist es mit dir?«

Meine Haltung zum Glücksspiel ist vergleichbar mit der eines Murmeltiers zu einem Telegrafenmast. Es sieht, dass er in der Landschaft steht, aber es weiß um sein Leben nicht, warum. Freunde haben mir den Reiz zu erklären versucht, aber ich verstehe es immer noch nicht. Warum soll man mit Geld ein Risiko eingehen?

Johnny war zu den Anonymen Spielern gegangen, aber das Gejammer ging ihm auf die Nerven, und er gab es nach der dritten Sitzung auf. Jetzt, bekannte er, war er unterwegs nach Atlantic City, wo er an den Blackjacktischen groß abzuräumen hoffte.

»Na schön«, sagte der Schwarze auf der anderen Seite des Waggons. »Hier ist noch einer. Was ist der Unterschied zwischen einem Mann und einem Papagei?« Er steckte sich eine Zigarette an und blies das Streichholz aus. »Dem Papagei kann man auch nette Sachen beibringen.«

Eine Frau mit roter Nase und einem bedruckten Sweatshirt fing an zu reden, aber der Schwarze unterbrach sie und sagte, er sei noch nicht fertig. »Und was ist der Unterschied zwischen einem Schwulen und einem Papagei?« Er blickte nacheinander in die Runde. »Es gibt keinen – beide haben Scheiße auf der Stange.«

»Der ist gut«, sagte Johnny. »Den muss ich mir merken.«

»Ich helfe dir«, sagte ich und zitterte leicht über meine Forschheit. »Ich meine … ich kann mir Witze ziemlich gut merken.«

Während der Schwarze sich zurücklehnte, fragte ich Johnny nach seiner Familie. Es überraschte mich nicht, dass sein Vater und seine Mutter geschieden waren. Beide waren vierundfünfzig, und beide lebten momentan mit einem deutlich jüngeren Partner zusammen. »Die Freundin meines Dads – vielleicht sollte ich besser Verlobte sagen – ist nicht älter als ich«, sagte Johnny. »Bevor ich meinen Job verlor, hatte ich meine eigene Bude, aber jetzt wohne ich bei ihnen. Nur bis ich wieder auf die Beine komme, verstehst du.«

Ich nickte.

»Meine Mom hingegen ist völlig verkorkst«, sagte er. »Ständig bekifft, quasselt ununterbrochen, die ideale Partnerin für ihren bescheuerten dreißigjährigen Boyfriend.«

Nichts im Leben dieses Typen klang für mich normal. Zum Beispiel Essen: Er konnte sich daran erinnern, dass seine Mutter auf der Küchentheke Joints gerollt hatte, aber nicht daran, dass sie je gekocht hätte, nicht einmal an Feiertagen. Abends aßen sie Hamburger oder Pizza zum Mitnehmen, manchmal, über die Spüle gebeugt, auch ein zusammengeklatschtes Sandwich. Auch Johnny kochte nie. Genauso wenig sein Vater oder seine zukünftige Stiefmutter. Ich fragte, was bei ihnen im Kühlschrank sei, und er sagte: »Ketchup, Bier, Mixer – was noch?« Er hatte kein Problem damit, sich als Alkoholiker zu bezeichnen. »Eine bloße Tatsache«, sagte er. »So wie ich blaue Augen und schwarze Haare habe. Mehr nicht.«

»Der hier ist jugendfrei«, sagte der Schwarze. »Kommt ein Känguru in eine Bar und bestellt ein Bier. Der Barkeeper gibt ihm ein Bier und verlangt dafür zehn Dollar. Wortlos trinkt das Känguru das Bier und hüpft wieder hinaus. Erstaunt ruft der Barkeeper hinterher: ›Das ist das erste Mal, dass ich hier ein Känguru bedient habe!‹ Schimpft das Känguru: ›Kein Wunder, bei den Preisen.‹«

»Ach, der ist alt«, sagte einer seiner Trinkkumpane. »Außerdem ist es ein Pferd, und kein Känguru.«

»Es geht darum, dass es ein *Tier* ist«, erwiderte der Schwarze. »Und was für ein Tier, ist allein meine Sache.«

»Amen«, sagte Johnny, und der Schwarze zeigte mit dem Daumen nach oben.

Sein nächster Witz kam deutlich besser an. »Was sagt der Leprakranke zu einer Nutte? ›Lass stecken, ich komme morgen wieder.‹«

Trotz vorgehaltener Hand musste ich so sehr prusten, dass mir das Bier aus der Nase lief. Noch während ich es von der Tischplatte aufwischte, kam der Aufruf zur letzten Runde, und alles eilte zur Theke, um sich einzudecken. Einige Säufer würden die ganze Nacht über ihren Drinks sitzen, bis die Bar am nächsten Morgen wieder öffnete, während andere für ein Nickerchen ihre reservierten Sitzplätze aufsuchten, bevor sie wieder zurückkehrten.

Johnny hatte eine Flasche Smirnoff in seinem Koffer. Ich hatte zwei Valium in meinem, die ich leichten Herzens teilte, weil ich mir nie viel aus Beruhigungsmitteln gemacht habe. Eine Stunde später beschlossen wir, es sei an der Zeit, einen durchzuziehen. Wir hatten beide Vorräte dabei, sodass nur die Frage blieb, wo wir rauchen konnten – und wie wir von der Bar dorthin kommen sollten. Nach einer Valium, sechs Bier und Wodka pur hatte ich Mühe, mich auf den Beinen zu halten. Ich weiß nicht, wie viel Johnny vertrug, bevor er in die Knie ging, aber noch war er weit davon entfernt. So ist das, wenn man jahrelang gut im Training ist – eigentlich müsste man bewusstlos sein, aber stattdessen ist man putzmunter und voller kluger Ideen. »Ich glaube, ich weiß da einen guten Ort«, sagte er.

Ich bin mir nicht sicher, warum er die Lounge für Frauen anstatt für Männer ansteuerte. Vielleicht war sie näher, oder vielleicht gab es auch gar keine Lounge für Männer. Wie auch immer, selbst heute, nach zwanzig Jahren, schäme ich mich, wenn ich daran denke. Die Vorstellung, sich in einem Bad zu verkriechen und den Raum für sich in Beschlag zu nehmen, um mit jemandem herumzuhängen, der das eigene Interesse unter gar keinen Umständen jemals erwidern wird, macht mich schaudern. Erst recht angesichts der Tatsache, dass der »Umkleideraum«, wie er offiziell hieß, Amtraks einziger schwacher Versuch war, ihren Zügen etwas Glamour zu verleihen. Es war lediglich ein schmales Abteil mit einem Fenster, kaum größer als eine Toilette. An der Wand hing ein Spiegel, und davor war eine Sitzgelegenheit, um sich die Haare zu kämmen oder Make-up aufzutragen. Eine zweite Tür führte zu einem Waschbecken und einer Toilette, aber wir ließen sie geschlossen und setzten uns auf den mit Teppich ausgelegten Boden.

Johnny hatte die Plastikbecher aus der Bar mitgenommen, und nachdem wir es uns bequem gemacht hatten, schenkte er uns beiden einen Drink ein. Ich hatte das Gefühl, filetiert und ohne Knochen zu sein; dennoch schaffte ich es, die Pfeife zu stopfen und mit dem Feuerzeug anzuzünden. Beim Blick nach oben aus dem Fenster konnte ich den Mond sehen, der mir in meinem halb komatösen Zustand flach und ungewöhnlich hell vorkam, wie ein leuchtender Pringle.

»Glaubst du, wir können das Deckenlicht ausschalten?«, fragte ich.

»Kein Problem, Chef.«

Er war es, der das Thema Sex ansprach. Gerade noch hatte ich ihn gefragt, ob seine Mom ihm seinen Stoff billiger verkaufte, und ehe ich michs versah, erzählte Johnny mir von der Frau, mit der er zuletzt Sex gehabt hatte. »Eine Dicke«, sagte er. »Ein Blutsauger.« Er erzählte mir auch, dass es mit zunehmendem Alter immer schwieriger würde, einen hoch-zukriegen. »Ich bin so richtig in Fahrt, und dann denke ich nur, ›Verdammter Scheiß!‹, verstehst du?«

»Oh, aber sicher«, sagte ich.

Er goss Wodka nach und ließ ihn in seinem Plastikbecher kreisen, als wäre es ein guter Cognac, der atmen musste. »Hast du oft Streit?«, fragte er.

»Du meinst Diskussionen?«

»Nein«, sagte er. »Mit den Fäusten. Schlägst du schon mal zu?«

Ich zündete erneut die Pfeife an und dachte an die Aus-einandersetzung mit meinem Ex-Boyfriend vor meiner Ab-reise. Es war das erste Mal seit der fünften Klasse gewesen, dass ich jemanden außerhalb meiner Verwandtschaft ge-schlagen hatte, und ich war mir nachher wie ein absoluter Vollidiot vorgekommen. Es hatte viel mit dem Schlag zu tun, der eigentlich mehr ein Klaps gewesen war. Und um alles noch schlimmer zu machen, war ich anschließend auf dem vereisten Bürgersteig ausgerutscht und in einen Haufen grauen Schneematsch gefallen.

Es bestand kein Grund, Johnnys Frage nach Faustkämpfen zu beantworten. Er hatte das Thema eher aus eigenem Interesse angesprochen, als Vorwand, um über den Umfang seines Bizeps zu klagen. In der Zeit, als er noch boxte, hatte der Umfang seines rechten Bizeps fast fünfundvierzig Zentimeter betragen. »Jetzt sind es gerade einmal knapp über fünfunddreißig«, sagte er. »Ich kann mir beim Schrumpfen zusehen.«

»Nun, kannst du ihn nicht wieder wachsen lassen?«, fragte ich. »Du bist jung. Ich meine, ist es da so schwer, etwas zuzulegen?«

»Das Problem ist nicht, Gewicht zuzulegen, sondern es an den richtigen Stellen zu tun«, sagte Johnny. »Zwei Sixpacks am Tag setzen am Bauch an, aber sie bringen nicht einen Millimeter am Oberarm.«

»Vielleicht kannst du die Dosen vor dem Öffnen eine Weile heben«, schlug ich vor. »Das sollte etwas bringen, meinst du nicht?«

Johnnys Stimme wurde flach. »Du bist ein echter Witzbold, was? Arbeite dran, und du kannst im Vorprogramm für das Arschloch aus der Bar auftreten.« Eine Minute herrschte Schweigen, dann hielt er Feuer an die Pfeife, nahm einen Zug und reichte sie an mich weiter. »Sieh uns an«, sagte er und stieß einen langen Seufzer aus. »Zwei erstklassige beschissene Verlierer.«

Ich wollte mich verteidigen, zumindest darauf hinweisen, dass wir uns in der *zweiten* Klasse befanden, als jemand an die Tür klopfte. »Verschwinde«, sagte Johnny. »Die Toilette ist bis morgen früh besetzt.« Eine Minute später klopfte es wieder, diesmal kräftiger, und bevor wir antworten konnten, wurde ein Schlüssel gedreht, und ein Sicherheitsmann trat ein. Es hatte keinen Sinn, irgendetwas zu bestreiten: Der Raum stank nach Marihuana und Zigarettenrauch. Auf dem Boden stand die halb volle Flasche Wodka, und daneben lagen die beiden Plastikbecher. Es fehlten eigentlich nur noch die Lampenschirme auf unseren Köpfen, und das Bild wäre komplett gewesen.

Ich nehme an, der Sicherheitsmann hätte uns einigen Ärger bereiten können, zum Beispiel unser Dope konfiszieren und uns an der nächsten Station verhaften lassen, aber stattdessen sagte er nur, wir sollten abschwirren, was in einem Zug gar nicht so einfach ist. Johnny und ich trennten uns, ohne uns Gute Nacht zu sagen: Ich stolperte zu meinem Sitzplatz, und er, nehme ich an, ebenfalls. Am nächsten Morgen sah ich ihn im Barwagen wieder. Welcher Zauber auch immer am Vorabend bestanden hatte, er war verschwunden, und er war bloß ein ganz gewöhnlicher Alkoholiker, der seinen Tag mit einem Kurzen und einem Bier beginnt. Als ich einen Kaffee bestellte, erzählte der Schwarze einen Witz über eine Hexe mit nur einer Brust.

»Hören Sie auf«, sagte die Frau in dem bedruckten Sweatshirt.

Ich rauchte ein paar Zigaretten und ging zurück an meinen Platz, mich auf zwei Tage Kopfschmerzen einstellend. Während ich mich gegen das Fenster lehnte und vergeblich zu schlafen versuchte, dachte ich an eine Reise nach Griechenland im August 1982. Ich war fünfundzwanzig und flog allein von Raleigh nach Athen. Ein paar Tage später kamen mein Vater, mein Bruder und meine ältere Schwester Lisa nach. Zu viert machten wir eine Rundreise, und als sie zurück nach North Carolina flogen, nahm ich einen Bus zum Hafen von Patras und bestieg die Fähre nach Brindisi in Italien. Die ganze Zeit überlegte ich, warum ich nicht mit dem Rest der Familie zurückgeflogen war. In der Theorie war es wunderbar – ein europäisches Abenteuer. Allerdings war ich zu gehemmt und zu ängstlich, um es zu genießen, und wie blockiert, weil ich mich nicht verständigen konnte.

Ein Fremder, der Englisch sprach, half mir, ein Zugticket nach Rom zu kaufen, aber bei der Rückfahrt nach Brindisi war ich ganz auf mich allein gestellt. Der Mann am Schalter bot mir drei verschiedene Reisemöglichkeiten an, und vermutlich entschied ich mich für die, die bedeutete: »Für mich bitte keinen Sitzplatz. Ich möchte mit möglichst vielen Leuten dicht gedrängt im Gang stehen, ohne Zugang zu Seife und fließendem Wasser.«

Es war eine ganz gewöhnliche Bitte, zumindest unter jungen Ausländern. Im Zug hörte ich Französisch, Spanisch, Deutsch und eine Handvoll weiterer Sprachen, die ich nicht identifizieren konnte. Welche Sprache klingt noch mal wie rückwärts gespieltes Englisch? Holländisch? Schwedisch? Wenn ich die vielen Menschen bedrohlich fand, so lag das eher an meiner Unsicherheit als an der Art, wie sie mich behandelten. Ich glaube, die anderen hätten es noch mehr verdient gehabt mit ihren ausgeblichenen Kopftüchern und ihren vom Wein durchhängenden Ziegenlederbeuteln. Während ich die Tage zählte, bis ich wieder nach Hause konnte, schienen sie ein echtes Talent für das Leben zu haben.

Als junger Mann waren meine Haare dunkelbraun und viel dichter als heute. Meine Augenbrauen waren nicht getrennt, sondern ein durchgehender Balken, und das gab mir das Aussehen, als ritte ich manchmal auf einem Esel. Es mag seltsam klingen, vielleicht sogar eingebildet, aber ich sah entzückend aus in jenem August, mit fünfundzwanzig Jahren. Ich hätte das damals von mir selbst nicht behauptet, aber wenn ich Fotos betrachte, die mein Vater in Athen gemacht hat, denke ich: *Das war ich? Wirklich?* Was mein Aussehen betrifft, denke ich, dass dieser eine Monat meine große Zeit war, der Gipfel, von dem es langsam und gnadenlos abwärtsging.

Von Rom bis Brindisi sind es nur dreihundert Kilometer, aber wegen der vielen Haltestellen brauchte der Zug eine Ewigkeit. Ich glaube, wir fuhren gegen halb neun abends los. In den ersten Stunden standen alle. Dann hockten wir im Schneidersitz auf dem Boden und zogen die Beine immer enger zusammen, bis sich zuerst einer und dann immer mehr lang ausstreckten. Ich wurde durch die Bewegungen meiner Mitreisenden immer mehr in die Ecke und gegen einen jungen Mann namens Bashir gedrängt.

Er sagte, er sei Libanese und befände sich auf dem Weg zu einer kleinen italienischen Universität, wo er einen Abschluss in Maschinenbau machen wolle. Bashirs Englisch war ausgezeichnet, und binnen Minuten entstand zwischen uns etwas, das unter Reisenden in einem fremden Land als eine Art automatischer Freundschaft gilt. Mehr noch als bloße Freundschaft – eine Liebesaffäre. Und das alles wurde vom Zug untermalt, dem ständigen Rütteln, während wir durch die dunkle italienische Landschaft fuhren. Bashir war – wie soll ich ihn beschreiben? Es war so, als hätte man Bambi überredet, seine Augen herzugeben, und hätte sie, halb schlafend, einem menschlichen Gesicht eingesetzt. Seine Züge hatten nichts Hartes oder Verlebtes, ganz im Gegenteil – er war von einer engelsgleichen Schönheit.

Worüber wir uns so angeregt unterhielten? Vielleicht war der größte Reiz, dass wir überhaupt reden *konnten* und dass unsere Zungen, von mangelnder Übung schlaff geworden, sich fleißig regen und vertraute Laute produzieren konnten. Nach drei Stunden Unterhaltung lud er mich ein, an seiner Uni-Stadt mit auszusteigen und solange ich wollte in seinem Apartment zu wohnen. Es war nicht die Sorte Angebot, das man einem Rucksacktouristen macht, eher schon ein Antrag. »Bleib bei mir«, hörte ich aus seiner Aufforderung heraus.

Am Ende unseres Waggons war ein kleines Abteil, eigentlich mehr eine Besenkammer, mit einem vergitterten Fenster. Es musste vier Uhr früh gewesen sein, als zwei zerzauste Deutsche herauskamen und wir die Kammer übernahmen. So wie Jahre später mit Johnny Ryan, hockten Bashir und ich auf dem Boden, vor dem er sich sichtbar ekelte. Abgesehen von der Tatsache, dass wir nüchtern waren und uns so eng aneinanderzwängen mussten, dass unsere Schultern sich berührten, war der größte Unterschied, dass die Anziehung auf beiden Seiten beruhte. Es kam der Moment, an dem wir uns hätten küssen sollen – man konnte praktisch das Anschwellen der Geigen hören –, aber ich war zu schüchtern, den ersten Schritt zu tun, und ich glaube, bei ihm war es nicht anders. Dennoch spürte ich diese Sache zwischen uns, nicht bloße Lust, sondern eine Art unmittelbare Liebe, die, geradeso wie Instant-Haferbrei, binnen Minuten fertig und genauso nahrhaft wie das Original ist. *Wir küssen uns ... jetzt,* dachte ich die ganze Zeit. *Okay ... jetzt.* Und so ging es immer weiter, quälender mit jeder Sekunde.

Als wir sein Ziel erreichten, ging gerade die Sonne auf, und die Häuser und Kirchtürme dieser fremden Stadt – einer Stadt, die ich zu meiner eigenen machen konnte – hoben sich dunkel gegen den fahlen Morgenhimmel ab. »Also?«, fragte er.

Ich weiß nicht mehr, wie meine Ausrede lautete, aber letztlich lief es auf Feigheit hinaus. Was wartete schließlich zu Hause auf mich? Ein Bauarbeiterjob in Raleigh, bei dem ich den ganzen Tag eine Schubkarre vor mir herschieben musste? Ein abgewohntes Einzimmerapartment neben einem Pfannkuchenrestaurant?

Bashir stieg mit seinen drei großen Koffern aus und wurde zu einem ständigen Kloß in meinem Hals, der immer dann hochsteigt, wenn ich das Wort »Libanon« höre oder seinen verwackelten Schriftzug in den Abendnachrichten sehe. *Bist du dorthin zurückgegangen?,* frage ich mich. *Denkst du manchmal an mich? Lebst du überhaupt noch?*

Angesichts der wenigen Stunden, die wir miteinander verbracht haben, erscheint es lächerlich, wie oft und mit welcher Zärtlichkeit ich an ihn denke. Auf der ganzen Fahrt bis zur Penn Station, verkatert nach meiner Nacht mit Johnny Ryan, überlegte ich, was hätte geschehen können, wenn ich auf Bashirs Angebot eingegangen wäre. Ich stellte mir ein Apartment vor, das auf einen Platz hinausging: der plätschernde Brunnen, die Zeichnungen von Staudämmen und Brücken in einem ordentlichen Stapel auf dem Schreibtisch.

Wenn man jung ist, fällt es einem leicht zu glauben, eine solche Gelegenheit werde sich wiederholen, vielleicht sogar eine noch bessere kommen. Statt eines Libanesen in Italien könnte es ein Nigerianer in Belgien oder vielleicht ein Pole in der Türkei sein. Man sagt sich, dass, wenn man in diesem Sommer alleine durch Europa gereist ist, man es gewiss auch im nächsten Jahr tun kann, und auch im übernächsten. Aber natürlich macht man das nicht, und ehe man sichs versieht, ist man ein in die Jahre gekommener Weihnachtself, der sich so verzweifelt nach Liebe sehnt, dass er einen Abend lang einen astreinen Alkoholiker anhimmelt.

Je näher wir New York kamen, desto elender fühlte ich mich. Dann dachte ich an den Typen, von dem meine Freundin Lily und ich uns einige Monate zuvor eine Leiter geliehen hatten, einen Kerl namens Hugh. Ich hatte immer Leuten misstraut, die vom einen Partner sofort zum nächsten wechseln, deshalb würde ich, nachdem der Zug in der Penn Station eingelaufen und ich mit der U-Bahn nach Hause gefahren war, ein paar Stunden warten, vielleicht sogar einen ganzen Tag, bevor ich seine Nummer wählen und ihn fragen würde, ob er einen Witz hören wolle.

Autor, Autor

Wenn es etwas gibt, das stets nach dem gleichen Muster abläuft, so sind das Lesereisen. Meine begannen jedes Mal in einem unabhängigen Buchladen oder der Filiale einer Buchhandelskette und endeten etwa einen Monat später in einem anderen. Die Landschaft jedoch hat sich über die Jahre verändert, und es ist bezeichnend, dass meine jüngste Lesereise im Jahr 2008 in einem Costco-Supermarkt begann und auch endete.

Der erste war in Winston-Salem in North Carolina. Ich verbrachte das Wochenende bei meiner Schwester Lisa und bereitete mich auf sechs Wochen unterwegs vor, als ihr Mann Bob sagte, er brauche Glühbirnen. »Hat wer Lust auf einen Ausflug zum Costco?«, fragte er, und noch bevor er die Schlüssel in der Hand hatte, stand ich hechelnd wie ein Hund neben der Eingangstür.

Wenn man in einer Großstadt lebt, ist es nicht schwer, die großen Einkaufszentren zu meiden. Ihre grelle Beleuchtung und der Gestank nach Gummi und billigem Kunststoff halten mich normalerweise von einem Besuch ab. Allerdings hatte ich bei Costco eine große Auswahl an Schmerzmitteln entdeckt: Anacin, Bayer, Tyrenol. Gleich acht große Pharmakonzerne waren vertreten. Die Tabletten wurden in Tütchen zu je zwei Stück verkauft, die hintereinander zu einer bunten Plakatwand aufgereiht waren. Es sah aus wie das Warenangebot hinter einer Tankstellentheke. Dort würde ein einzelnes Päckchen zwei Dollar kosten, aber hier bekam man die gesamte Auslage — vielleicht hundertfünfzig Portionen — für ganze zwölf Dollar.

Für zu Hause kaufe ich Bufferin oder Ibuprofen in Flaschen, aber auf einer Lesereise brauche ich Päckchen — nicht für mich, sondern als kleine Aufmerksamkeit für die Leute, die zu meinen Lesungen kommen. Unter denjenigen, die Geburtstag oder einen Jahrestag haben, verteile ich immer die Fläschchen mit Shampoo oder Conditioner aus dem Hotel. Aber die Zahl ist begrenzt, und bei einer gut besuchten Lesung steht man schnell mit leeren Händen da.

Erwachsene bekommen etwas bei besonderen Anlässen, aber ein Großteil meiner Geschenke geht an Teenager, einfach deshalb, weil sie gekommen sind. Sie könnten mit allen möglichen Dingen Spaß haben, aber anstatt in einem gestohlenen Wagen Joints zu rauchen oder im Schuppen des Nachbarn schwanger zu werden, haben sie sich in einen Buchladen aufgemacht, um einen Mann in mittleren Jahren lesen zu hören. Und dafür verdienen sie ein Zeichen meiner Dankbarkeit. Das Gute an Schmerzmitteln ist, dass sie wenig wiegen und leicht zu transportieren sind. Obendrein sind sie auch noch nützlich. »Bitte sehr«, sage ich zu einer Sechzehnjährigen. »Steck es in deine Handtasche oder ins Handschuhfach und denk beim nächsten Kater an mich.«

Auf meiner letzten Lesereise waren meine Geschenke ziemlich bescheiden. Ich hatte in Griechenland zwölf Dutzend Sicherheitsnadeln gekauft, die zwar aus dem Ausland *stammten,* aber nicht viel anders aussahen als die bei uns. Das

Gleiche galt für das Pflaster aus Deutschland. Als Bob Costco erwähnte, hatte ich deshalb das Gefühl, alle meine Probleme seien gelöst.

Wie bei jedem anderen Einkaufszentrum in Winston-Salem waren wir in fünfzehn Minuten da und brauchten noch einmal fünfzehn Minuten, bis wir den Parkplatz überquert hatten. So riesig das Gebäude von außen wirkte, drinnen war es doppelt so groß, die Art von Raum mit einem eigenen Wetter. Die Einkaufswagen waren ebenfalls leicht überdimensioniert und machten mich noch kleiner, als ich ohnehin bin. Während wir einen Wagen in Richtung Haushaltswarenabteilung schoben, wirkten mein Schwager und ich wie Zwölfjährige mit jener seltsamen Krankheit, die den Alterungsprozess beschleunigt und einen verschrumpelt und tragisch aussehen lässt.

Sie hatten nicht die Glühbirnen, die Bob brauchte, sodass wir weiter zur Arzneimittelabteilung trotteten, die genauso enttäuschend war. Schmerzmittel wurden in Vierzigliterkanistern statt in Tütchen verkauft, also musste ich mich nach einer anderen Kleinigkeit umsehen, die Teenager interessieren konnte. Ich brauchte etwas, das leicht und einzeln verpackt war, und zuletzt entschied ich mich für eine Ladung Kondome in einem Karton so groß wie ein Ziegelstein. Jede Menge Schutz, aber nicht viel Gewicht, und das gefiel mir. »Nun denn«, sagte ich zu Bob. »Ich denke, das ist genau das Richtige.«

Ohne weiter darüber nachzudenken, legte ich sie in den Einkaufswagen, aber schon im nächsten Moment, als ich mit meinem neunundfünfzigjährigen Schwager zwischen den Regalen entlangschob, kam ich mir offenkundig, beinahe himmelschreiend schwul vor. Vielleicht bildete ich es mir nur ein, aber mir schien, als ob die Leute uns anstarrten, meistens Familien, angeführt von sparsamen Eltern, die in unseren Wagen sahen und missbilligend die Augen zusammenkniffen. *Ihr Homosexuellen,* schienen ihre Gesichter zu sagen. *Könnt ihr an nichts anderes denken?*

Mein Schwager ist etwa so groß wie ich, hat dichtes, ergrauendes Haar, einen ebensolchen Schnurrbart und eine quadratische Brille mit Drahtgestell. Ich hatte ihn mir nie als schwul vorgestellt und noch weniger als meinen Boyfriend, aber nun konnte ich nicht anders. »Wir brauchen noch was anderes für den Wagen«, sagte ich.

Bob verschwand in der riesigen Abteilung für Obst und Gemüse und kam eine Minute später mit einem Vierpfundkarton Erdbeeren wieder. Das machte uns irgendwie noch schwuler. »Nach dem Analverkehr essen wir gerne Erdbeertorte«, schien die über unseren Köpfen schwebende Sprechblase zu sagen.

»Etwas anderes«, sagte ich. »Wir brauchen unbedingt noch etwas anderes.«

Bob sah ahnungslos zur Decke und dachte einen Moment nach. »Ich glaube, ich könnte noch eine Flasche Olivenöl gebrauchen.«

»Vergiss es«, bellte ich ihn an. »Lass uns einfach zur Kasse gehen und von hier verschwinden, okay?«

Später habe ich mich gefragt, was die Beamten von der Transportsicherheitsbehörde gedacht haben müssen. Nach Beginn meiner Lesereise fand ich alle paar Tage, bei meiner Ankunft in einer anderen Stadt, einen Zettel in meinem

Koffer, der anzeigte, dass der Inhalt kontrolliert wurde. Fünf Anzugshemden, drei Hosen, Unterwäsche, ein Kulturbeutel voller Pflaster und Sicherheitsnadeln, zwei Krawatten und mehrere Hundert Kondome – was für eine Person mag sich der Verstand aus diesen Bestandteilen zusammenreimen?

Im Laufe der Wochen wurde mein Koffer immer gewöhnlicher. »Ich habe hier etwas für dich«, sagte ich zu einem Teenager. »Nichts Großes, nur ein kleines Zeichen der Anerkennung.«

Die Jugendlichen, die gute Schulen besuchten, verdrehten die Augen. »Die gibt's bei uns im Sani-Raum«, erklärten sie mir.

Worauf ich wie jemand, der aus einer anderen Welt stammte und genauso gut von Schafhirten hätte erzogen worden sein können, antwortete: »Tatsächlich? Ganz umsonst?«

Anders als viele mir bekannte Autoren genieße ich meine Lesereise, um nicht zu sagen, ich liebe sie. Ich befinde mich also grundsätzlich in einer glücklichen Lage und habe die Teile, die mir weniger zusagen, beispielsweise das Fotografieren, abstellen können. Alle Welt hat heute Mobiltelefone mit Kamera, und vermutlich weil die Leute die auch ausprobieren wollen, wurde ich jeden Abend mindestens dreißig Mal um ein Bild gebeten. Ich fand das weniger lästig als vielmehr peinlich. »Ein Bild von Ihnen sieht viel besser aus«, sagte ich. Und wenn sie dies bestritten, fühlte ich mich nur noch schlechter. Deshalb steht jetzt beim Signieren ein Schild mit der Aufschrift »Hier bitte keine Fotos« auf dem Tisch. Das lässt es so aussehen, als sei es die Idee des Hauses und gehöre zu den allgemeinen Regeln, so wie das Verbot von Karamellbonbons in der Kunstbuchabteilung.

»Tut mir leid, aber da kann man nichts machen«, sage ich den Leuten und seufze mit gespielter Enttäuschung.

Nachdem sich das Fotografieren erledigt hat, hindert mich nichts daran, mich großartig zu amüsieren – was ich in der Regel auch tue. Jeden Abend sitze ich im Anschluss an die Lesung und einige Fragen der Zuhörer da und unterhalte mich mit Hunderten wildfremder Menschen. Zum Beispiel mit dem Mann, den ich in Toronto traf. Mir gefiel seine Brille, und nachdem ich ihn gefragt hatte, wo er sie gekauft hatte, kamen wir auf das Thema korrigierende Eingriffe zu sprechen. »Ich habe gehört, dass die Operation bei vollem Bewusstsein durchgeführt wird«, erklärte er mir, »und wenn der Laser auf die Netzhaut trifft, riecht man, wie der eigene Augapfel zu brutzeln anfängt.«

Ich musste noch Tage später daran denken, genau wie an die Sonderpädagogin in Pittsburgh. »Wissen Sie«, sagte ich, »ich höre dieses Wort und denke automatisch an ›gehandicapt‹ oder ›lernbehindert‹. Aber sind nicht viele Ihrer Schüler auch einfach nur Arschlöcher?«

»Sie sagen es«, sagte sie. Und dann erzählte sie mir von einem Jungen, der am letzten Schultag an die Tafel schrieb: »Mrs. J_____ ist ein Schwanzheld.«

Ich war beeindruckt, weil ich das Wort noch nie gehört hatte. Sie war beindruckt, weil er es fehlerfrei geschrieben hatte.

Jeden Abend redete ich stundenlang mit den Leuten und fragte so ziemlich alles, wozu ich gerade Lust hatte. Der Trick besteht natürlich darin, für die jeweilige Person die richtige Frage zu finden. Nehmen wir zum Beispiel die junge Frau, die ich vor einigen Jahren in Boston traf. Ich hatte seit fast sechs Stunden Bücher signiert, als sie vor meinem Tisch stand und mir plötzlich nichts mehr einfallen wollte. »Wann, ähm … wann haben Sie zuletzt einen Affen berührt?«, fragte ich.

Ich erwartete, sie würde: »Noch nie« oder: »Das ist Jahre her« sagen, aber stattdessen trat sie einen Schritt zurück und sagte: »Oh, riecht man das?«

Die junge Frau hieß Jennifer, und es stellte sich heraus, dass sie für Helping Hands arbeitete, eine Organisation, die Affen zu Helfern für Behinderte ausbildet. Auf ihre Einladung hin besuchte ich die Einrichtung am Stadtrand von Boston und verbrachte einen unterhaltsamen Nachmittag damit, mir von den aufgeweckteren Schülern die Taschen filzen zu lassen.

Auf meiner jüngsten Lesereise waren meine Fragen ziemlich alltäglich. »Welche Lesung haben Sie zuletzt besucht?« »Mit wem möchtest du das Kondom benutzen?« »Wenn du nach dem Duschen einen Wichtel vor der Toilette stehen sehen würdest, würdest du schreien oder intuitiv wissen, dass er dir nichts Böses will?«

Wenn ich spätabends in mein Hotelzimmer zurückkehrte, räumte ich sämtliche neu hinterlegten Shampoo- und Conditionerfläschchen aus dem Regal und notierte mir alles, was ich am Tag gelernt hatte, nicht nur die Geschichten der Leute, sondern auch Dinge am Rande, zum Beispiel die Namen von Restaurants oder Friseursalons, die ich vom Wagen aus gesehen hatte. In einem Hotel gab's einen Martini-Dienstag, in einem anderen einen Fajita-Freitag. In Baton Rouge fragte mich eine Frau nach einem Namen für ihren Esel. »Stephanie«, sagte ich, und später lag ich zu müde zum Schlafen im Bett und überlegte, ob ich zu schnell gesprochen hatte.

2004 hatte ich Raucher beim Signieren bevorzugt behandelt, aus dem einfachen Grund, dass sie früher sterben würden und ihre Zeit deshalb wertvoller war. In diesem Jahr kamen Männer mit einer Körpergröße unter einem Meter achtundsechzig in den Genuss. »Ganz genau, meine kleinen Freunde«, hatte ich verkündet. »Ihr braucht euch nicht in der Schlange anzustellen.« Es erschien mir unfair, nur Männer vorzulassen, also erweiterte ich mein Angebot auf Frauen mit Zahnspangen.

»Was ist mit uns?«, fragten die Schwangeren und Lahmen. Und da es meine Veranstaltung war, sagte ich ihnen, sie sollten sich gefälligst wie alle anderen anstellen.

Nach einem Monat in den Vereinigten Staaten flog ich zum Abschluss meiner Lesereise nach Kanada. Am ersten Abend las ich in Toronto in einer Filiale der Buchhandelskette Indigo. Die Veranstaltung endete um Mitternacht, und am nächsten Nachmittag, nach einem halben Dutzend Radio- und Zeitungsinterviews, wurde ich zu einem Costco-Markt gebracht, nicht um Schmerzmittel und Kondome zu kaufen, sondern um meine Leser zu treffen. Oder, besser gesagt, sie *nicht* zu treffen. Mein Auftritt war durch Flyer angekündigt worden und sollte nicht länger als eine Stunde dauern. Kunden schoben ihre riesigen Einkaufswagen an mir vorbei, die meisten bepackt mit Kindern, die durch die Gitterstäbe den lächerlichen Typen anstarrten, der da hinter einem Klapptisch hockte.

Noch armseliger wurde die Situation durch das große Schild neben mir mit der Aufschrift: »Keine Fotos, bitte.«

Mit dem größten Vergnügen mache ich kein Foto von dir, mochten sie denken. *Was glaubst du eigentlich, wer du bist?*

Es ist eine Frage, die gut zu einem solch höhlenartigen Raum passt. Der Blick richtet sich nach oben, wandert vorbei an den Schildern für Tiefkühlnahrung und Autozubehör, vorbei an dem Pfeil, der den Weg zur Kasse und weiter zu dem endlosen Parkplatz weist und der einen endlich nach Hause führt.

OBAMA!!!!!

Unser Dorf in der Normandie ist zu klein, um eine eigene Tageszeitung zu haben, aber es gibt mehrere regionale Zeitungen, die einmal in der Woche erscheinen. Es ist nicht besonders schwierig, etwas im, sagen wir, *Atlanta Journal-Constitution* über sich zu lesen, aber noch *viel* schneller landet man im *L'Orne Combattante.* Tatsächlich ist es schwer, ihm zu entkommen.

Der Bauer von gegenüber, Robert »Bob« Gerbenne, wurde Ende der Neunzigerjahre vorgestellt. »Der *wahre* Pferdeflüsterer« hieß die Überschrift. Auf dem Foto sah es so aus, als ob er seiner Percheron den neuesten Klatsch ins Ohr flüsterte, einer Apfelstute, so kompakt wie ein Müllwagen. Auch Hugh war schon in der Zeitung, zweimal sogar. Im letzten Artikel ging es um seine Landschaftsbilder, und der davor erschien im Oktober 2004. Sie wollten einen Amerikaner zur Präsidentschaftswahl befragen, nach dem Motto, Wer-glauben-Sie-wird-die-Wahl-gewinnen? Der anschließende Artikel, unter einer feinsinnigen Überschrift wie »Ortsansässiger misstraut und verachtet Bush«, war nach Ansicht des Pferdeflüsterers *»pas mal«,* also »nicht schlecht«.

Einige Wochen vor der Wahl 2008 interviewte der *Combattante* unsere Freundin Mary Beth, die in Boston geboren wurde und aufgewachsen ist und nach ihrer Heirat mit einem Franzosen in unsere Gegend zog.

»Als weiße Amerikanerin würden Sie niemals einen Schwarzen wählen, oder?«, fragte der Reporter.

Die Frage war primitiv formuliert, aber durchaus geläufig, und das nicht nur in der hinterwäldlerischen Normandie. Im Jahr davor war ich viel gereist: Italien, Griechenland, die Niederlande, Australien, Brasilien und dazu ganz Großbritannien und Irland. Ich war auf Lesereisen unterwegs gewesen und hatte zahlreiche Radio- und Zeitungsinterviews gegeben. In den USA erwartet man keine politischen Fragen, wenn man nicht ausdrücklich über politische Themen geschrieben hat. Im Ausland hingegen wird man zu nichts anderem befragt, zumindest als Amerikaner. Ich hätte eine Geschichte des Zuckergusses schreiben können und wäre trotzdem nach Guantanamo gefragt worden oder warum mein Land sich weigerte, das Kyoto-Protokoll zu unterzeichnen.

Es ist nicht so, dass ich zu diesen Dingen keine Meinung habe; bloß erscheint sie mir nicht besonders maßgeblich. Natürlich verfolge ich die Nachrichten. Ich lese Zeitung und höre Radio, aber ich habe keinen Zugang zu irgendwelchen Insiderinformationen. Wenn es um Politik geht, kann ich nicht mehr als Gefühle anbieten. Meine Perspektive mag eine leicht andere sein, aber das trifft auf jeden im Ausland lebenden Menschen zu.

Ich erinnere mich, wie mein Vater mich nach Ausbruch des Irakkriegs anrief und fragte, ob ich mich auf den Straßen von Paris noch sicher fühle. Er hatte die Vorstellung, die Europäer, und ganz besonders die Franzosen, ständen den Amerikanern feindlich gegenüber und würden sie auf offener Straße mit Flaschen bewerfen. Wenn es so etwas gab, habe ich es weder gesehen noch davon gelesen. Nach meiner Erfahrung waren die Leute neugierig. Sie hatten viele Fragen, aber ich wurde nie beleidigt oder in irgendeiner Weise herausgegriffen. Vielleicht hätte es sich anders angefühlt, wenn ich Bush-Anhänger gewesen wäre, aber so brachte der Präsident meine Nachbarn und mich zusammen. Es war wie der Small World Pavillon in Disneyland, alle im gleichen Boot.

Mit den Vorwahlen 2008 begannen auch die Vorhersagen. Die Reporter in Griechenland, Australien, Amsterdam und Dublin versicherten mir alle, Amerika werde niemals einen schwarzen Präsidenten wählen.

»Mag sein«, sagte ich, »aber ich wette, die *Hälfte* der Amerikaner könnte einen zur Hälfte schwarzen Präsidenten wählen.«

»Ausgeschlossen«, sagte der Deutsche, der einmal eine Woche in Los Angeles verbracht hatte, der Brasilianer, dessen Frau aus Tennessee stammte, der Engländer, der viermal im Kino *Borat* gesehen hatte. Jeder von ihnen war ein Experte, und sie alle wussten: Amerikaner sind Rassisten.

Es klingt immer falsch, wenn Weiße davon reden, wie gutmütig und farbenblind sie sind. »Eine Sache, die ich von meinen vielen asiatischen, lateinamerikanischen und afroamerikanischen Freunden gelernt habe, ist, dass wir ungeachtet unserer Hautfarbe alle Brüder sind.« Sätze wie diese verursachen mir Übelkeit, dabei sind sie auch nicht schlimmer als das oft Gehörte: »Wie kann ich Rassist sein, wenn mein erster Freund ein Schwarzer war?«

Mein erster Freund war auch ein Schwarzer, aber das beweist nicht, dass ich farbenblind bin, sondern bloß, dass ich auf muskulöse Hintern stehe.

Wenn ich in Amerika die Straße entlanggehe und irgendwer, der dunkler ist als eine Erdnussschale, kommt mir entgegen, sage ich: »Hallo.« Und zwar deshalb, weil wenn ich es *nicht* tue, er oder sie denken könnte, ich hätte Angst. Was natürlich genau zutrifft, denn sonst würde ich stumm vorbeigehen, genau wie an meinen Mitmenschen aus dem Kaukasus.

Bin ich deshalb *rassistisch* oder zumindest *rassenbewusst?* Wie auch immer, ich habe mehr Angst vor Konservativen als vor Schwarzen. Ich glaube, das trifft auf viele Amerikaner zu. Wenn ich deshalb von ausländischen Journalisten gefragt wurde, sagte ich stets zuversichtlich, Obama werde gewinnen.

Dafür erntete ich ein Kopfschütteln und einen Blick, der in fünf Sprachen übersetzt hieß: »Armer Träumer.«

Wie bei allen Wahlen seit 1998 gab ich meine Stimme per Briefwahl ab und war im Oktober quer durch die Vereinigten Staaten auf Lesereise unterwegs. Das ganze Land war im Wahlkampf, und mir gefiel die Direktheit, mit der er ausgetragen wurde. In Frankreich gibt es den rechtsradikalen *Front National.* Seine Politik ist ziemlich simpel: Schuld an allem sind die Einwanderer, keine neuen Moscheen, weg mit der EU. Der Führer des *Front National,* Jean-Marie Le Pen, hat die Besetzung seines Landes durch die Nazis als »nicht besonders unmenschlich« bezeichnet und ist fünfundzwanzigmal vor Gericht verurteilt worden, unter anderem wegen schwerer Körperverletzung, Antisemitismus und der Verharmlosung von Kriegsverbrechen. Er ist ein älterer, blasser Mann, mit kleinen Augen hinter einer dicken Brille.

Wenn in Frankreich Wahlkampf herrscht, sieht man Plakate auf der Straße, aber nicht an Privathäusern oder Geschäften wie in den Staaten. Wer einen Monat vor einer Wahl durch eine amerikanische Stadt fährt, wird vor jedem zweiten Haus ein Schild finden. Wählt Den und den oder Die und die zum Präsidenten, Landrat, zur Dorfhure usw. Mir gefallen auch die Buttons der Amerikaner im Wahlkampf, die entweder besagen »Du und ich denken gleich«, »Ich bin ein Riesenarschloch« oder, im Falle des Kandidaten einer dritten Partei, »Es ist mir egal, dass ich meine Stimme verschenke«. Da weiß man immer gleich, wen man vor sich hat. Ich wünschte nur, die Buttons wären größer, mindestens so groß wie Teller. Dann könnte man sie aus größerer Entfernung erkennen und hätte mehr Zeit, ein finsteres Gesicht aufzusetzen.

Aber immer noch besser als in Frankreich, wo es nichts dergleichen gibt. Keine Anstecker, keine Autoaufkleber. Man kann die Leute auch nicht fragen, wen sie gewählt haben. Das gilt als unhöflich.

Ich musste 2002 daran denken, als Jean-Marie Le Pen bei der Vorwahl zur Präsidentschaftswahl in unserem Dorf die meisten Stimmen holte. Nach Bekanntgabe der Auszählung machte ich einen Spaziergang, sah bei den Leuten, die ich kannte, durchs Fenster und dachte: *Du? Tatsächlich?* Die gleichen Nachbarn, die über ihre Wahl nicht diskutieren wollten, redeten natürlich umso lieber über meine. Nach den Nominierungsparteitagen 2008 redeten wir über *nichts* anderes mehr. »Also, wen wählst du, Obama oder McCain?«, wollten alle wissen.

»Das *fragen* die noch?«, sagte ich zu Hugh. Ich hätte geglaubt, das wäre offensichtlich.

Nach meinem Monat in den Vereinigten Staaten flog ich zurück nach Frankreich, wo ich am 4. November morgens landete, als die Amerikaner gerade zu den Wahlurnen gingen. Am Flughafen Charles de Gaulle stieg ich in ein Taxi. Der Fahrer hörte Talkradio, und auf der langen Fahrt in die Pariser City erklärten die Anrufer, warum mein Kandidat niemals gewinnen konnte. »Amerikaner sind Rassisten«, sagten sie. »Amerikaner haben Angst vor allem, was irgendwie anders ist.« Man hätte meinen können, Obama sei der französische Kandidat für das amerikanische Präsidentenamt, so zuständig und vorzeitig enttäuscht war jeder. Auch der Taxifahrer schaltete sich ein. »Was glauben Sie, wer gewinnt?«, fragte er, und als ich Obama sagte, erwiderte er, das könne niemals geschehen.

Dann geschah es natürlich *doch,* und alle sagten: »Obama!« Selbst Leute, die ich gar nicht kannte, die Kassiererin im Supermarkt und andere, die mich am Akzent erkannten. »Obama!«, riefen sie, und: »Das habt ihr prima gemacht.« Ich würde gerne sagen, dass sie sich mit uns über die Wahl freuten, aber in ihrer Stimme schwang noch etwas anderes mit. Nicht nur: »Wie großartig, dass ihr einen besonnenen neuen Präsidenten habt«, sondern: »Wie großartig, dass ihr den Präsidenten gewählt habt, den wir für den besseren hielten.«

Am Tag der Amtseinführung war ich in London und verfolgte die Zeremonie in der BBC, deren Kommentator mich alle drei Sekunden daran erinnerte, dass Barack Obama schwarz war und Amerikas erster schwarzer Präsident werden würde. Zuerst dachte ich, es wäre ein Service für Blinde, eine kleine Erinnerung, falls sie es vergessen hätten. Dann aber wurde es lächerlich: *Barack Obama, der schwarz ist, tritt gerade mit seiner schwarzen Frau und seinen zwei schwarzen Kindern auf die Bühne. Sie werden Amerikas erste schwarze First Family sein, was zugleich bedeutet, die ersten Schwarzen, die ins Weiße Haus gewählt wurden, das weiß ist und nicht schwarz wie sie.*

Es ging mir auf die Nerven, aber dann dachte ich: *Wenn Amerika seinen ersten schwulen Präsidenten gewählt hätte, würde ich es vermutlich gerne ein paar tausend Mal hören wollen.* Vielleicht *müsste* es auch ein paar Tausend Mal gesagt werden, bis ich es wirklich glauben könnte. Für mich hatte Obamas Herkunft nichts mit meiner Wahl tun. Mir gefiel an ihm, dass er eine Rede halten konnte, ganz im Gegensatz zu den beiden vorherigen demokratischen Präsidentschaftskandidaten, die redeten, als ob sie den Text auf Koreanisch in Lautschrift vom Blatt abläsen und nicht wüssten, welche Silben betont wurden.

Im letzten Monat vor der Präsidentschaftswahl schaltete ich oft einen konservativen Radiosender ein und hörte den Anrufern zu, die das Undenkbare ins Auge fassten. Einer nach dem anderen wiederholte die immer gleiche Drohung: »Sollte McCain nicht gewinnen, verlasse ich das Land.«

»Oh, *ganz bestimmt*«, sagte ich. »Du verlässt das Land und gehst wohin? Ins politisch rechte Europa?« In den Niederlanden ist es, glaube ich, inzwischen erlaubt, seine eigenen

Kinder zu heiraten. Hast du sie geschwängert, kannst du deine ungeborenen Enkel kostenlos in einer Klinik abtreiben, die einmal eine Kirche war. Von einer Ärztin, die zwischendurch ein Mann war und zuletzt wieder eine Frau wurde, alles mit dem Geld der Steuerzahler, aber solange sie die Stammzellen rettet, dies mit dem Segen der Nation tut.

Natürlich entspringt das alles nur meiner eigenen Taktlosigkeit. Gewisse Leute mögen mich als »kleinlich« bezeichnen, obwohl ich denke, da beschimpft der Topf den Tiegel. Bundesstaaten verbieten mir per Volksentscheid zu heiraten, und obwohl ich gar nicht heiraten möchte, fühle ich mich dadurch verletzt. Ich glaube, mich ärgert daran, dass es überhaupt eine Abstimmung darüber gibt. Wenn man keinen gleichgeschlechtlichen Partner heiraten möchte, bitte sehr. Aber was gibt einem das Recht, sich in die Entscheidung seines Nachbarn einzumischen? Es ist das Gleiche, als wollte man darüber abstimmen lassen, ob Rothaarige Weihnachten feiern dürfen oder nicht.

Natürlich war auch Obama gegen die Homo-Ehe. Bis auf ein paar Anwärter ohne Erfolgsaussichten waren alle Kandidaten in diesem Jahr dagegen. Dafür zu sein bedeutete den Todeskuss, und auch diesbezüglich kann ich nicht anders, als mich aufzuregen. Ich meine, ernsthaft, ist *das* der entscheidende Punkt? Viele von denen, die dagegen gekämpft und gestimmt haben, sind Demokraten, und auch das deprimiert mich. Aber jeder trifft seine eigenen Entscheidungen, oder? Mit einigen Dingen kommt man klar, und mit anderen nicht. Während ich noch auf den Wandel meiner Partei wartete, hörte ich meinen französischen

Nachbarn zu, die mir alle fröhlich auf die Schulter klopf-
ten. »Obama!«, riefen sie. »Obama! Obama!« Ich antwortete
mit einem zunehmend erzwungenen Lächeln und dachte:
Ach, holt euch doch euren eigenen schwarzen Präsidenten.

SCHLANGE STEHEN

Es war eines der Missgeschicke, die jeder Flugreisende kennt. Ein Flug hat wegen eines Gewitters oder zu viel Verkehr auf dem Flughafen Verspätung – oder er wird ganz gestrichen. Man steigt mit zwei Stunden Verspätung in die Maschine, oder man steigt pünktlich ein, sitzt dann aber zwei Stunden auf dem Rollfeld fest. Wenn es einem selbst widerfährt, ist es eine nationale Tragödie – warum berichten die Zeitungen nicht davon?, fragt man sich.

Nur wenn es jemand anderem passiert, merkt man, wie langweilig die Geschichte ist. »Sie haben uns gesagt, der Flug würde um drei statt um halb drei gehen, da habe ich mir einen Wrap mit glasierten Pekannüssen gekauft, und als ich zurückkomme, haben sie die Abflugzeit auf vier verschoben, weil unser Flieger angeblich immer noch in Pittsburgh festhing. Ich hab denen gesagt: ›Warum haben Sie uns das nicht schon vor einer Stunde gesagt?‹, und da krieg ich zu hören: ›Ma'am, wenn Sie bitte den Schalter frei halten würden.‹«

Weil ich viel in der Luft bin, bekomme ich Gespräche dieser Art häufig zu hören. Beim Anstehen für eine Tasse Kaffee. Beim Anstehen für eine Zeitung oder wenn der Griff meiner Public-Radio-Tragetasche auf Sprengstoff untersucht wird: Wo auch immer ich bin, zieht jemand in einem Acht-Dollar-T-Shirt ein Handy aus der Tasche und erzählt in allen Details von seiner oder ihrer Verspätung. Man kann gar nicht anders, als hinzuhören, aber dann verlagert sich meine Aufmerksamkeit, und ich merke, dass ich die Leute anstarre. Mittlerweile müsste ich mich an den Kleidungsstil der Amerikaner auf Reisen gewöhnt haben, aber es verblüfft mich doch immer wieder. Es ist gerade so, als hätte die Person neben einem Schuhcreme von einem Schwein geschrubbt und dann plötzlich den Schwamm weggeworfen und gesagt: »Scheiß drauf. Ich fliege nach Los Angeles!«

An Halloween, wenn die Angestellten am Flugschalter als Hexen und Mumien verkleidet sind, denke ich nicht mehr: *Hübsches Kostüm,* sondern: *Müssen wir jetzt schon selbst die Kofferanhänger anbringen?*

Ich meine, ich verwechsle *sie* mit *uns.*

Natürlich kann einem auch die andere Seite Angst machen. Im Frühjahr 2003 saß ich in einem Flieger, als der Steward uns aufforderte, für unsere Truppen im Irak zu beten. Es war eine heikle Zeit, aber neuer Krieg hin oder her, man will das Wort »beten« niemals aus dem Mund eines Stewards hören.

Genauso wenig wie den Satz: »Ich bin gleich bei Ihnen.« Tatsächlich heißt das: »Du kannst mich mal«, wie ich von einer ehemaligen Stewardess bei Northwest weiß, die mich noch über einige andere spezielle Ausdrücke ihres Berufs aufklärte.

»Sie haben bestimmt schon bemerkt, dass eine Plastikflasche Wasser während eines Flugs ganz knittrig wird?«, fragte sie. »Nun, das Gleiche passiert auch mit den Leuten, von innen. Deshalb haben auch alle im Flieger Blähungen.«

»Verstehe«, sagte ich.

»Meine Kolleginnen und ich mussten auch schon mal im Gang furzen. Wegen des Lärms der Triebwerke konnte es niemand hören, aber unter uns hieß das ›Sprüheinsatz in der Luft‹.«

Ein anderes Mal fragte ich einen Steward, wie er mit einer Maschine voller aufsässiger Passagiere umgehe, und er sagte: »Oh, wir haben da unsere eigenen Mittel. Hören Sie bei Ihrem nächsten Flug nur einmal genau hin, was das Begleitpersonal vor der Landung beim letzten Gang durch die Reihen so sagt.«

Im Sommer 2009 versuchte ich von North Dakota nach Oregon zu kommen. In Colorado gab es heftige Gewitter, sodass wir erst mit zwei Stunden Verspätung in Fargo starteten. Dadurch verpasste ich meinen Anschlussflug und wurde bei meiner Ankunft in Denver zur Fluggastbetreuung geschickt. Die Schlange vor dem Schalter war lang, etwa dreißig oder fünfunddreißig Leute, alle gereizt und erschöpft. Vor mir stand eine Frau Mitte siebzig in Begleitung zweier adrett gekleideter Kinder, ein Junge und ein Mädchen. »Die Fluggesellschaften beklagen sich immer über zu wenig Kundschaft, und dann kommt man hier an und stellt fest, dass der Flug überbucht ist!«, meckerte die Frau. »Ich versuche, für mich und meine Enkelkinder einen Flug nach San Francisco zu bekommen, und jetzt sagen sie uns, vor morgen Nachmittag ist nichts zu machen.«

In dem Moment klingelte ihr Mobiltelefon. Die Frau hielt es an ihr Ohr, und jede Menge Silberketten rutschten klimpernd ihren Arm hinunter. »Frank? Bist du's? Was hast du herausgefunden?«

Die Person am anderen Ende gab irgendwelche Informationen durch, und als die Frau versuchte, ihre Handtasche zu öffnen, hielt ich ihr meinen Notizblock und Stift hin. »Ein netter junger Mann hat mir gerade etwas zu schreiben gegeben, also schieß los«, sagte sie. »Ich bin ganz Ohr.« Dann meinte sie: »*Wie bitte?* Na, *das* hätte ich dir auch sagen können.« Sie gab mir Block und Stift zurück, verdrehte die Augen und flüsterte: »Trotzdem, vielen Dank.« Nachdem sie aufgelegt hatte, wandte sie sich an die Kinder: »Es tut eurer alten Großmutter so leid, euch das alles zuzumuten. Aber ich werde es wiedergutmachen, versprochen.«

Die beiden sahen aus wie Kinder aus einem Katalog. Das Kleid des kleinen Mädchens war rot-weiß kariert, passend zum Band ihres Strohhuts. Ihr Bruder trug Hemd und Krawatte. Es war zwar nur eine Ansteckkrawatte, aber er und seine Schwester waren zweifellos die am besten gekleideten Leute in der ganzen Schlange, und um Klassen besser als die Familie etwa zehn Plätze weiter vorn. Die Gruppe bestand aus einem Ehepaar Mitte fünfzig und drei Teenagern, von denen zwei offenbar Brüder waren. Der dritte Teenager, ein Mädchen, hielt einen noch sehr jungen Säugling auf dem Arm. Natürlich konnte er nur geliehen sein, aber die Art und Weise, wie sie mit ihm umging – ihr deutlich sichtbarer Stolz und das Vergnügen an ihm –, brachte mich zu der Überzeugung, dass es ihr Kind war. Der Vater war vermutlich der Knabe neben ihr, der größere und sichtbar dynamischere der beiden Brüder. Die Haare des jungen Mannes waren beinahe orange und hingen in dünnen Zöpfen von seinem Kopf. Am Ende jedes Zopfes, kurz über dem Gummiband, war eine bunte Perle so groß wie eine Murmel befestigt.

Stevie Wonder hatte Ende der Siebzigerjahre so eine Frisur, aber er ist Schwarzer. Und blind. Außerdem hatte Stevie Wonder auch nicht einen Hals voller Akne und trug keine Baggy Pants, die irgendwo zwischen Knie und Knöcheln hingen. Die Krönung aber war das T-Shirt des Knaben. Ich konnte die Vorderseite nicht sehen, aber auf dem Rücken war in großen Lettern »Freaky Mothafocka« aufgedruckt.

Ich wusste nicht ganz, wie ich das einordnen sollte. Nun denn, ich reise mit meinen Eltern und meinem kleinen Sohn im Flugzeug, soll ich da das T-Shirt mit dem Aufdruck »Orgasmusspender« oder »Ich bin kein Gynäkologe, schaue aber gerne mal nach« anziehen, oder, nein, zu den geflochtenen Haaren mit den Perlen passt am besten »Freaky Mothafocka«.

Als der Junge den Säugling aus dem Arm der jugendlichen Mutter übernahm, zuckte die Frau vor mir zusammen. »Typisch«, stöhnte sie.

»Entschuldigen Sie.«

Sie zeigte in Richtung des Freaky Mothafocka. »Die Einzigen, die heutzutage Babys haben, sind die, die besser keine hätten.« Ihr Blick ging weiter zu den Erwachsenen. »Und sehen Sie sich die stumpfsinnigen Eltern an, stolz wie Oskar.«

Ich gerate unterwegs immer wieder in solche Situationen. Irgendein Fremder, der rein zufällig neben mir steht, sagt etwas zu mir, und ich will sagen: »Hören Sie. Ich stimme Ihnen weitgehend zu, aber bevor wir weiterreden, muss ich wissen, wem Sie bei der letzten Wahl Ihre Stimme gegeben haben.«

Wenn die Kritik der Großmutter aus meiner Richtung kam, sie also bloß kleinlich und voreingenommen reagierte, konnten wir den ganzen Tag weiterreden, vielleicht sogar

Freundschaft schließen. Gehörte sie aber zum konservativen Lager, musste ich die Fronten wechseln und mich auf die Seite von Freaky Mothafocka schlagen, der schließlich noch ein halbes Kind war. Er mochte aussehen wie eine Figur von Dr. Seuss, aber das hieß nicht, dass er seinem Jungen kein liebevoller Vater sein konnte – einem Jungen, wie ich mir sagte, der vielleicht einmal Oberster Verfassungsrichter oder Präsident der Vereinigten Staaten werden würde. Oder zumindest, was weiß ich, jemand mit einem Job.

Natürlich kann man jemanden nicht einfach *fragen,* wen er gewählt hat. Manchmal verrät es das Aussehen, aber die Großmutter mit den vielen Kettchen konnte beiden Seiten zugehören. Zuletzt beschloss ich, den goldenen Mittelweg zu gehen. »Mich ärgert vor allem, dass sie ›motherfucker‹ nicht richtig schreiben können«, flüsterte ich. »Ich meine, was für ein Beispiel ist das für unsere jungen Leute?«

Danach wollte sie sich nicht weiter mit mir unterhalten, auch nicht, als die Schlange weiter vorrückte und Mothafocka und Begleitung einen freien Schalterplatz ansteuerten. Mit dem Baby waren sie zu sechst, und ich wusste, es würde eine halbe Ewigkeit dauern. *Warum müssen die überhaupt mit dem Flugzeug fliegen?,* fragte ich mich. *Wo auch immer sie hinwollen, konnten sie nicht mit dem Auto fahren?*

Man muss nur häufig genug fliegen, um zu lernen, sein Gehirn komplett abzuschalten. Es ist ein bisschen wie Zeitreisen. In einer Minute bückt man sich, um sich den Schuh zuzubinden, und im nächsten Moment bezahlt man vierzehn Dollar für einen Fruchtsalat und fragt sich: *Wie bin ich hierhergekommen?*

Kaum hatte ich die Großmutter in Denver verschreckt, geriet ich in die Fänge meines Hintermanns, der mich ansah und unaufgefordert zu einer Beschwerde ansetzte. Man hatte ihn am Vormittag bei einem Last-Minute-Ticket übergangen, worüber er wenig erfreut war. »Die Frau am Gate hat gesagt, sie würde mich beim Boarding der Maschine aufrufen, aber gar nichts hat sie gemacht.«

Ich versuchte mitleidig auszusehen.

»Ich hätte mir ihren Namen notieren sollen«, fuhr der Mann fort. »Ich hätte mich über sie beschweren sollen. Ach was, ich hätte ihr eine reinhauen sollen, und nichts anderes!«

»Verstehe«, sagte ich.

Direkt hinter ihm stand ein glatzköpfiger Kerl mit einem silbernen Schnurrbart, einem dieser kunstvollen Dinger, die sich eine Weile durch die Luft winden und zuletzt in Koteletten verwandeln. Das Ding war krumm und buschig wie ein Eichhörnchenschwanz, und der Mann schüttelte einige Krümel daraus zu Boden, als sein Vordermann mit dem geplatzten Last-Minute-Ticket sich an ihn wandte.

»Verdammte Airline. Kein Wunder, dass die alle den Bach runtergehen.«

»Keiner will mehr arbeiten, das ist das Problem«, sagte der Kahlköpfige mit dem Schnurrbart. »Die denken doch alle ständig nur an ihre nächste Kaffeepause.« Er sah verächtlich zu den Angestellten hinter dem Schalter und wandte dann seinen Blick Freaky Mothafocka zu: »Und der da geht zurück zum Zirkus.«

»Erbärmlich«, sagte der Mann hinter mir. Er selbst trug kakifarbene Shorts mit Bundfalte und ein blaues T-Shirt. Aus dem Bund hing eine Baseballkappe, und seine weißen

Turnschuhe schienen brandneu zu sein. Wie so viele Männer heutzutage sah er aus wie ein Junge, der sich ganz plötzlich und unerwartet im Körper eines Erwachsenen wiederfindet. »Wir haben bei uns in der Stadt auch so einen Knaben, und jedes Mal wenn ich ihn sehe, danke ich Gott, dass es nicht meiner ist.«

Während die beiden über Rap-Musik und Baggy Pants herzogen, hing ich meinen eigenen Gedanken nach und dachte an meinen letzten Zwischenstopp in Denver. Ich war über das Laufband geeilt, um meinen Anschlussflug am Flugsteig C noch zu erwischen, als eine Lautsprecherdurchsage Adolf Hitler dazu aufforderte, sich über ein weißes Infotelefon zu melden. Ich weiß noch, dass ich dachte: *Habe ich richtig gehört?* Man kann sich nur schwer vorstellen, dass irgendwer seinen Sohn Adolf Hitler nennt, also musste der Betreffende sich selbst so genannt und ursprünglich einen weniger anstößigen Namen gehabt haben, wozu praktisch jeder andere gehört. Ich stellte mir vor, wie der Mann den Hörer abnahm und in Erwartung schlechter Nachrichten verunsichert sagte: »Hallo, Adolf Hitler am Apparat.«

Bei dem Gedanken musste ich lachen, und das brachte mich zurück in die Gegenwart und zu dem Mann in kakifarbenen Shorts hinter mir. »Ist es nicht erstaunlich, wie schnell ein einziger Mann ein ganzes Land in den Dreck ziehen kann«, sagte er.

»Da gebe ich Ihnen recht«, stimmte der Schnauzbart zu. »Das ist ein einziger gottverdammter Schlamassel.«

Ich nahm an, sie würden über George Bush reden, doch allmählich dämmerte es mir, dass sie Barack Obama meinten, der zu der Zeit keine sechs Monate im Amt war.

Der Mann mit dem Schnurrbart erzählte von der GM-Vertretung in seiner Heimatstadt. »Bei denen lief alles gut, aber jetzt kommt die Bundesregierung und sagt ihnen, sie müssen dichtmachen. Als wären wir in Russland oder sonst einem kommunistischen Land!«

Der Mann in den Kakishorts pflichtete ihm bei, und ich wünschte, ich hätte mich mehr mit dem Rettungspaket für die US-Autoindustrie beschäftigt. Es war im Radio und in sämtlichen Zeitungen gewesen, aber weil ich kein Auto habe und Autohäuser immer nur hässlich fand, habe ich stets umgeblättert oder nur mit einem Ohr hingehört, was ich jetzt bedauerte, da ich mich nur zu gern umgedreht und den beiden ordentlich die Meinung gesagt hätte. Andererseits, selbst wenn ich informiert gewesen wäre, wie groß sind die Chancen, irgendwen umzustimmen, erst recht zwei Fremde? Wenn mein eigener kleiner Kopf vernagelt ist, warum sollte es da bei ihnen anders sein?

»Wir müssen uns unser Land zurückholen«, sagte der Mann mit dem Schnurrbart. »Darauf läuft es über kurz oder lang hinaus, und wenn es nicht mit Wahlen gelingt, dann eben mit Gewalt.«

Was mich an ihm und an vielen Konservativen, die ich seit den Wahlen gehört hatte, überraschte, war seine hochtrabende, beinahe egozentrische Haltung politischer Empörung, die Gewissheit, dass es niemals zuvor jemandem so ergangen war. Was, bitte schön, hatte ich denn in den Jahren von Bush/Cheney mitgemacht? War das etwa zweitrangig? »Sagen Sie mir bitte nicht, ich wüsste nicht, was Hass ist«, wollte ich sagen. Doch dann stutzte ich und fragte mich: Soll *das* wirklich deine Botschaft sein? *Glaubst du etwa, du könntest besser hassen als ich, Arschloch? Ich habe Leute gehasst, bevor du überhaupt geboren wurdest!*

Wir machen ständig die Flugindustrie dafür verantwortlich, dass sie uns in Monster verwandelt: Schuld haben immer die Leute am Schalter, die Gepäckabfertiger und die Lahmärsche am Zeitungskiosk und in den Fast-Food-Restaurants. Was aber, wenn wir tatsächlich so sind und der Flughafen nur ein Forum bietet, unser wahres Gesicht zu zeigen, nicht nur verabscheuenswert, sondern zutiefst abstoßend?

Würde Adolf Hitler bitte seine Mitreisenden an der Gepäckausgabe vier aufsuchen. Ich wiederhole. Adolf Hitler wird von seinen Mitreisenden an Gepäckausgabe vier erwartet.

Es ist ein deprimierender Gedanke, den man nicht so leicht wieder abschütteln kann. Er war in meinem Kopf, als ich das Flugzeug nach Portland bestieg, und er war immer noch dort, als wir mehrere Stunden später aufgefordert wurden, unsere Sitztabletts hochzuklappen und uns zur Landung fertig zu machen. Dann kamen die Flugbegleiter, Müllbeutel in Händen, durch den Gang, sahen jedem von uns ins Gesicht und flüsterten etwas, das klang wie: »Abschaum! Allesamt! Lauter Abschaum!«

ICH BREMSE FÜR DIE TRADITIONELLE EHE

Als der Senat im benachbarten Bundesstaat New York die Ehe zwischen Schwulen und Lesben legalisierte, dachten meine Frau und ich zuerst: *Was nun?*

Seit neununddreißig Jahren waren wir Mr. und Mrs. Randolph Denny gewesen, und plötzlich war das alles null und nichtig, bloß weil ein paar hohe Tiere das so beschlossen hatten: unsere Trauung, unsere Hochzeitstage, sogar unsere Liebe.

»Wer sind wir?«, schluchzte Brenda.

Und ich sah sie an und dachte: *Was meinst du mit »wir«?*

Dann ging ich in die Küche und rief nach meiner Tochter Bonita, die unten im Aufenthaltsraum fernsah. Man sollte meinen, mit siebenunddreißig Jahren sollte sie verheiratet sein und Haus und Familie haben, aber als Teenager hat sie sich mit dem Hausmeister ihrer Highschool eingelassen. Als Nächstes erfuhren wir, dass sie schwanger war. Der Fötus nistete sich irgendwie in ihrem Eileiter ein, und um eine lange Geschichte kurz zu machen, zuletzt mussten sie alles rausholen, und sie war unfruchtbar, was sie verdient hatte, wenn man ihre Mutter und mich fragt — der Hausmeister, um Gottes willen! Oh, natürlich heiratete sie ihn, da sorgten wir dafür, aber zwei Jahre später folgte die Scheidung. Ihre zweite Ehe endete auf die gleiche Weise, und ebenso die danach. Und jetzt ist sie praktisch in den besten Jahren und lebt wieder bei ihren Eltern.

»Bonita«, brüllte ich, »komm sofort rauf.«

Meine Tochter ist träge wie ein Sandsack, und bis sie vom Sofa aufgestanden und die sieben Stufen bis zur Küche hochgekommen war, war ich mehr als bereit, sie in Empfang zu nehmen.

»Verdammt, Daddy, ich war gerade dabei –« Noch bevor sie den Satz beenden konnte, schoss ich ihr in den Kopf. Die Spaßvögel in New York haben einen Schwindel aus meiner Ehe gemacht, sodass auch die Früchte dieser Ehe bedeutungslos sind. Das war das einzig Gute an der Sache.

Der Knall des Revolvers lockte Brenda aus dem Schlafzimmer herunter. »Was in Gottes Namen hast du mit unserer Tochter gemacht?«, fragte sie. Also schoss ich auch ihr in den Kopf, so wie ich es seit neununddreißig Jahren jeden Tag hatte tun wollen.

Das mag unverzeihlich klingen, aber wenn Homosexualität keine Sünde mehr ist, warum sollte dann Mord eine sein? Wenn es sich gut anfühlt, tu es – das ist es doch, was die staatlichen Gesetzgeber zu sagen scheinen. Wen interessiert denn die Meinung aller anständigen Leute?

Nachdem ich meine Frau und meine Tochter erschossen hatte, schnappte ich mir einen Eispickel und ging damit zur Garage. Vor ein paar Jahren war meine Schwiegermutter – die will, dass ich Nancy Anne zu ihr sage – aus einem Baum gestürzt. Sie war ihrem Leguan hinterhergeklettert, als ein Ast brach, und dann war sie im Krankenhaus wieder aufgewacht, mit einem Dutzend Nägeln in der Hüfte. Brenda beharrte darauf, sie zu uns zu holen, aber mit den vielen Treppen war es im Haus zu beschwerlich. Also stellten wir die Autos raus auf den Rasen und verwandelten die Garage in eine Wohnung. Sie bekam die ganzen neun Meter, einschließlich Kochnische und Duschkabine. Man sollte meinen, sie hätte glücklich sein müssen, umsonst zu wohnen, stattdessen höre ich immer nur, wie schlecht die Garage isoliert sei und dass sie keine Fenster habe. »Du hast meine gottverdammten Bilder an die Garagentür gehängt, sodass sie jedes Mal runterfallen, wenn jemand reinkommt«, sagt sie.

»Dann mach sie doch einfach mit Klebeband fest«, schlage ich vor.

»Ich werde mein hart verdientes Geld doch nicht für Klebeband ausgeben«, erwidert sie. Als ob sie je einen Tag im Leben gearbeitet hätte. Sie lebt von Unterhaltszahlungen.

»Oh, Nancy Anne«, rief ich und hielt die Fernbedienung in Richtung der Garagentür. Sie war im Nachthemd, aber darunter trug sie eine Strumpfhose – bei der Hitze! Ihre Brille lag auf dem Fernseher, und während sie danach griff, sagte sie: »Randolph? Randolph, bist du das?«

Mann, was für ein berauschendes Gefühl, sich die Garage zurückzuholen. Nachdem ich Nancy Annes Bett in den Garten hinter dem Haus gezerrt hatte, holte ich auch ihr Sofa und den Nachttopf. Dann kamen ihre Kleider und Kissen an die Reihe sowie ihre sämtlichen Holzarmreifen und Haarteile, und ich machte daraus ein großes Freudenfeuer. Anschließend warf ich ihren Leichnam in die Flammen und stellte meine Wagen zurück an den angestammten Platz. Oder was ich für den angestammten Platz hielt. Denn während ich damit beschäftigt war, meine Schwiegermutter mit einem Eispickel zu töten und auf ein Freudenfeuer zu werfen, hatte offenbar ein übereifriger Richter oder eine Gruppe von Abgeordneten beschlossen, dass Autos nicht mehr in Garagen *gehörten,* sondern in Häusern leben und wie die Menschen Hühnchen verzehren sollten. Was die Welt betraf, war oben unten, und unten war oben, warum es da nicht wie die Homosexuellen machen und meine Träume verwirklichen?

Zurück im Haus, erstellte ich eine Liste mit allem, was ich immer schon hatte tun wollen, aber nicht getan hatte, weil die Gesellschaft darüber die Nase rümpfte:

1. Meine Frau erschießen.

Das konnte ich streichen, genau wie:

2. Das Bonita-Problem lösen und
3. Nancy Anne mit einem Eispickel ins Auge schlagen.

Als Nächstes wären an der Reihe:

4. Mir einen Bart wie Yosemite Sam wachsen lassen.
5. Eine Piñata aus wichtigen Dokumenten statt aus zerrissenen Zeitungen basteln.
6. In der Old Spaghetti Factory essen und ohne zu bezahlen verschwinden.

Es gab noch andere Dinge, die ich gerne tun wollte, aber ich dachte, für den Anfang würde es reichen. In Anbetracht der Tatsache, dass die Old Spaghetti Factory erst gegen Mittag aufmachte und der Bart seine Zeit brauchte, beschloss ich, als Erstes zur Bank zu gehen und einige wichtige Dokumente aus dem Schließfach zu holen. Die Hochzeitsurkunde war nicht länger das Papier wert, auf dem sie gedruckt war, aber es blieben immer noch meine Geburtsurkunde, meine Lebensversicherung und mein Sozialversicherungsausweis.

Auf dem Weg zur First Federal hörte ich mein Lieblings-Talk-Programm im Radio, dessen Anrufer meine Empörung teilten.

Als ich einschaltete, war Sherry in der Leitung. »Wenn jetzt die Schwulen vor den Traualtar treten können, wer wollte da meinem Mann verbieten, sich von mir scheiden zu lassen und eine Fünfjährige zu heiraten?«, sagte sie. »Oder ein Neugeborenes, Gott bewahre! Ich will damit nicht sagen, dass er auf so etwas steht, aber wenn es so wäre, könnte ihn niemand aufhalten!«

Der nächste Anrufer stellte sich als Steverino vor. »Ich erinnere mich an einen Witz aus meiner Kindheit«, sagte er. »Wenn etwa dein Kumpel sagte: ›Ich liebe diese Peperonipizza‹, antwortetest du mit: ›Warum heiratest du sie dann nicht?‹

Damals war es nur ein dummer Spruch, aber ich denke, heute könnte man tatsächlich einer Pizza das Jawort geben, oder? Ich meine, wenn der Typ, der meiner Mutter die Haare schneidet, seinen kleinen schwulen Freund heiraten darf, warum soll ich da nicht ein platt gerolltes Stück Teig mit Käse und Dauerwurst heiraten dürfen?«

Der Moderator der Show ist Jimbo Barnes, und bei fast allem sind wir auf derselben Wellenlänge. »Ich kann mir keinen Grund vorstellen, warum du nicht eine Pizza heiraten könntest«, sagte er. »Verdammt, vermutlich kannst du sogar eine Minipizza heiraten, die aus einem English Muffin gemacht wird, wenn dir danach ist.«

Steverino sagte, English Muffins wären nicht so sein Ding, und Jimbo erwiderte, es sei bloß ein Beispiel. »Ob Mini- oder Riesenpizza, worauf immer du Lust hast – das ist es doch, was die Rechtsverdreher sagen.«

Auf den Gedanken war ich noch gar nicht gekommen – einen Gegenstand heiraten: meinen Kühlschrank, zum Beispiel, oder auch den Rasenmäher meines Nachbarn Pete Spaker, den ich mir gelegentlich ausleihe. Ein John Deere X304 – ein Topmodell, mit Automatikschaltung, Tempomat und Vierradlenkung. Vielleicht sollte ich ihn mir noch einmal ausleihen, und wenn er ihn zurückhaben wollte, würde ich sagen, wir hätten heimlich geheiratet, und sein Mäher sei meine neue Frau, und solange wir uns nicht scheiden ließen, bliebe er bei mir!

Natürlich hätten sie die Gesetzeslücke bis dahin geschlossen, so wie sie alles wegnehmen, wovon traditionelle Heterosexuelle profitieren, besonders, wenn sie weiß sind, und erst recht, wenn sie weiß und männlich sind. Jimbo Barnes kommt regelmäßig darauf zu sprechen – »eine gefährdete Art« nennt er uns. Ganz egal, dass wir das Land zu dem gemacht haben, was es heute ist. Der Gedanke ärgerte mich so sehr, dass ich den Abzweig zur Bank verpasste. Deshalb bog ich in eine Nebenstraße ab, wo ich ausgerechnet hinter einem Schulbus landete.

Ich weiß, dass man sie nicht überholen soll, aber es waren Sommerferien, und im Bus waren nur Schüler, die sitzen geblieben waren und einen Ferienkurs besuchen mussten –

alles Dumpfbacken, so wie meine Tochter Bonita eine gewesen war. Der Bus hielt an der Straßenecke, und gerade als ich vorbeifuhr, warf sich dieser Knabe – höchstwahrscheinlich auch noch schwul – mir genau vors Auto. Irgendwer notierte sich mein Nummernschild, als ich davonbrauste, und ehe ich michs versehe, sitze ich wegen fahrlässiger Tötung und dreifachen Mordes im Knast! Obendrein noch Fahrerflucht. Und das alles nur, weil irgendwelche selbstherrlichen Abgeordneten im Bundesstaat New York sich für schlauer als alle anderen halten! Keine Frage, wenn ich schwul wäre, würden sie mich laufen lassen, also versuchte ich meinen Zellengenossen zu küssen, einen illegalen Einwanderer namens Diego Rodríguez, man mag es kaum glauben.

Und ich kann nur sagen, solange man die Augen geschlossen hält, ist es gar nicht mal so schlecht.

EULEN VERSTEHEN VERSTEHEN

Kommt nicht im Leben eines jeden Mannes irgendwann der Tag, an dem er sich umsieht und sagt: »Ich muss unbedingt ein paar von diesen Eulen aussortieren«? Ich bin da bestimmt nicht der Einzige, oder? Und natürlich möchte man niemandes Gefühle verletzen. Also behält man die von der zweitjüngsten Schwester gehäkelte Eule und lässt wie zufällig den Kaffeebecher mit der Aufschrift »Owl Love You Always« fallen, der nur von einem entfernten Bekannten stammen kann. Kaffeebecher mit Schriftzug – wie kann man nur! Die Cocktailservietten mit Eulenaufdruck bleiben, schließlich kann man Servietten immer gebrauchen. Das Gleiche gilt für die Eulenkerze. Der Eulenuntersetzer wandert zum Wohltätigkeitsbasar, genauso wie die garnrollengroße japanische Eule, die mit den Augen zwinkert und leise heult, wenn man sie an den Computer anschließt.

Wenn man schon glaubt, erste Fortschritte zu machen, kommen einem plötzlich die Eulentabaksdose und der Eulenteewärmer in den Sinn. Und dann die Teller, die Gläseruntersetzer, der Weihnachtsschmuck. Das passiert, wenn man den Leuten sagt, dass man etwas gut findet. Bei meiner Schwester Amy waren es Kaninchen. Mit Ende dreißig legte sie sich eins als Haustier zu, und noch bevor es das erste Telefonkabel durchgeknabbert hatte, überhäufte man sie mit Kaninchenpantoffeln, Kaninchenkissen, Müslischalen, Kühlschrankmagneten, was auch immer. »Aber nicht doch«, sagte sie immer wieder, »mir reicht ein lebendiges.« Aber nichts konnte die Nippesflut aufhalten.

Bei Amy war der Auslöser ein lebendes Kaninchen, während bei Hugh und mir alles in den Neunzigerjahren mit dekorativer Malerei anfing. Wir lebten damals in New York, wo Hugh ein eigenes Malergeschäft betrieb. Eine Kundin hatte ein neues Apartment gekauft und wollte in dem hohen Deckengewölbe des Eingangs einen Himmel voller Vögel. Hugh begann mit Grasmücken und Wiesenlerchen. Dann setzte er als Farbtupfer einige Kardinäle und Blaumeisen hinzu, und als er sich fragte, ob es nicht schon zu viele Tiere seien, bat sie ihn noch um ein paar Eulen. Von der Natur her gesehen ergab das keinen Sinn — Eulen und Singvögel arbeiten in unterschiedlichen Schichten, und selbst wenn es nicht so wäre, würden sie sich niemals miteinander anfreunden. Aber egal. Es war *ihre* Decke, und wenn sie Truthahngeier oder — wie ihr später noch einfiel — Fledermäuse wollte, würde sie die bekommen. Hugh benötigte lediglich eine konkrete Vorstellung. Also gingen wir ins Museum of Natural History und kehrten mit dem Buch *Eulen verstehen* nach Hause zurück. Das ist jetzt fast fünfzehn Jahre her, und es ist noch kein Monat vergangen, in dem ich es nicht erwähnt hätte. »Weißt du«, sage ich. »Eine Sache über Nachtraubvögel würde ich nur zu gerne wissen. Wenn mir bloß jemand darauf eine Antwort geben könnte.«

»Ich wünschte, ich könnte dir helfen«, sagt Hugh dann und fügt einen Augenblick später hinzu: »Moment mal … wie wär's mit … *Eulen verstehen?*«

Wir haben diese kleine Nummer mittlerweile unzählige Male gespielt, aber damals, als das Buch neu und die Seiten noch nicht vergilbt waren, beschloss ich, weil Hugh sich *tatsächlich* für Eulen begeisterte, ein ausgestopftes Exemplar für ihn aufzutreiben. Bei meiner Suche stieß ich auf jede Menge Raben. Ich fand Fasane und Enten und einen etwa dreißig Zentimeter hohen jungen Strauß. Ich fand einen gefriergetrockneten Truthahnkopf, aufgesteckt auf die Kralle des Vogels, aber keine einzige Eule. Schließlich erfuhr ich, dass deren Besitz in den Vereinigten Staaten illegal ist. Selbst wenn das Tier eines natürlichen Todes gestorben ist, etwa durch einen Schlaganfall oder an Altersschwäche. Oder wenn es sich an einer Maus verschluckt hat oder von einem Pferd getreten wurde. Wenn einem eine Eule gegen das Haus fliegt und mit gebrochenem Genick auf der Terrasse liegen bleibt, darf man sie dennoch nicht ausstopfen oder auch nur im Tiefkühlfach aufbewahren. Streng genommen darf man nicht einmal eine Feder behalten, so geschützt sind sie. Das alles erfuhr ich im Geschäft eines Tierpräparators in Midtown Manhattan, das inzwischen geschlossen ist. »Aber wenn es Sie *wirklich* interessiert«, sagte der Angestellte zu mir, »hätte ich vielleicht etwas Hübsches für Sie.« Er ging ins Hinterzimmer und kam mit einer mir unbekannten Art von Kreatur zurück. »Das hier war ein Huhn«, sagte er stolz, »das wir über eine Eulenform gezogen haben.«

»Zweifellos ... beeindruckend«, sagte ich, um nicht unhöflich zu erscheinen. Dabei hätte selbst ein Kind den billigen Schwindel durchschaut. Der Schnabel sah aus wie eine Bärenklaue, und dann diese stumpfen, abgelatschten Krallen: Also, *bitte!* In dem Aufzug könnte ein Huhn zur

Halloweenparty erscheinen, wenn es in zehn Minuten ein Kostüm improvisieren müsste. »Ich überlege es mir noch«, sagte ich.

Jahre später gingen wir nach Paris, wo ich gleich in der ersten Woche einen Albinopfau entdeckte. Ich fand Schwäne, Störche und alle Arten von Seevögeln, aber wieder keine Eulen, die in Frankreich nicht ausgestopft werden dürfen. Im Vereinigten Königreich hingegen liegen die Dinge leicht anders. Natürlich kann man auch hier nicht einfach losgehen und eine Eule schießen. Die lebenden Tiere stehen wie in den USA unter Naturschutz, aber danach, wenn sie tot sind, lockern sich die Vorschriften. Die meisten Eulen, die ich in Großbritannien sah, waren in Viktorianischer Zeit ausgestopft worden. Ich hatte sie auf englischen Flohmärkten und in schottischen Antiquitätenläden gesehen, aber, wie das immer so ist, wenn man eine kaufen möchte, sind sie plötzlich nirgendwo aufzutreiben. Im Februar 2008 brauchte ich dringend eine – zumindest hatte ich es mir in den Kopf gesetzt. Hugh und ich zogen von unserer Wohnung in ein Haus in Kensington, und nachdem wir unsere gesammelten Eulenobjekte durchforstet und beschlossen hatten, neun Zehntel davon loszuwerden, kam mir die Idee, ihm zum Valentinstag eine richtige Eule zu schenken. Ich hätte einen oder zwei Monate früher mit der Suche beginnen sollen, aber wegen der Weihnachtstage, dem Packen der Umzugskartons und der Arbeit am neuen Haus hatte ich es ganz vergessen. Deshalb rief ich am 13. Februar bei einem Londoner Tierpräparator an und fragte, ob er ausgestopfte Eulen im Sortiment führe. Die Person am Telefon erwiderte, sie hätten zwei Exemplare, beide jüngeren Datums und frei auf einem Podest stehend, nicht wie die meisten älteren Objekte in einem Glaskasten. Das Geschäft öffnete nur auf Vereinbarung, und nachdem ich einen Termin für den kommenden Nachmittag gemacht hatte, ging ich zu Hugh, der nebenan Bücher in Kisten verpackte, und sagte: »Ich habe für dich das beste Valentinsgeschenk, das du *jemals* bekommen hast.«

Für so was hasse ich mich, kaum dass ich es gesagt habe. Wie soll der andere darauf reagieren? Was soll die Bemerkung? In den ersten achtzehn Jahren unseres Zusammenseins hatte ich Hugh zum Valentinstag Pralinen geschenkt und er mir eine Stange Zigaretten. Beide bekamen wir genau das, was wir uns wünschten, und es hätte nicht leichter sein können. Dann hörte ich mit dem Rauchen auf und beschloss, dass ich anstatt der Zigaretten, sagen wir, das anatomische Modell eines menschlichen Kehlkopfs aus dem achtzehnten Jahrhundert wollte. Es war lebensgroß, ungefähr zehn Zentimeter lang, und weil es alt und handgefertigt war und sich zu Studienzwecken auseinandernehmen ließ, kostete es eine hübsche Stange Geld. »Was ist bloß aus unserem Valentinstag geworden?«, fragte Hugh, als ich ihm erklärte, er müsse mir das Modell kaufen.

Was sollte ich sagen? Wie alles andere steigern sich die Festtagsgeschenke. Sie werden immer exklusiver, bis man irgendwann beschließt, nichts mehr zu brauchen, und stattdessen an Tierheime spendet. Selbst wenn man Hunde und Katzen hasst, sind sie zuletzt *immer* die Gewinner. »Irgendwann schenken wir zum Valentinstag ein paar Dutzend Kätzchen die Sterilisation«, sagte ich, »aber bis es so weit ist, *will ich diesen Kehlkopf.*«

Am Valentinstag schleppte ich ein paar Kartons von unserer Wohnung zu unserem neuen Haus. Es hätte das Domizil von Ebenezer Scrooge sein können – ein schmales Backsteingebäude mit winzigen Räumen, an das sich zu beiden Seiten die gleichen, genauso finster aussehenden Häuser anschlossen. Von dort lief ich zur nächsten U-Bahn-Station um die Ecke. Das Geschäft des Tierpräparators lag in einer ruhigen Straße im Norden Londons, und als ich mich ihm näherte, sah ich einen Mann und seine beiden Söhne, die ihre Gesichter gegen die vergitterten Fenster pressten. »Ein Eisbär!«, rief einer der Jungen. Der andere zupfte am Mantel des Vaters. »Und ein Pinguin! Sieh nur, ein Babypinguin!«

Mein Herz raste.

Der Besitzer des Ladens war so viel größer als ich, dass ich, um ihm in die Augen sehen zu können, den Kopf weit in den Nacken legen musste, genau wie beim Zahnarzt. Er hatte beneidenswert dichtes Haar, und als er die Tür öffnete und mich einließ, bemerkte ich auf dem Boden ein rotbraunes Kätzchen neben einem Dalmatinerwelpen. Auf sie fiel der Schatten eines aufrecht auf seinen Hinterläufen stehenden Hasen, und in einem Regal darüber hockten zwei Waldkäuze, jeder auf seinem eigenen Baumstumpf und etwa fünfzig Zentimeter hoch. Es waren zwei Weibchen, großartig präpariert, aber ich suchte eine Schleiereule. Das sind die mit den gespenstischen weißen Gesichtern, wie Satellitenschüsseln mit Augen.

»Wir bekommen ab und zu welche rein«, sagte der Präparator, »aber sie sind selten.« Über seinem Kopf hing eine wuchtige Möwe mit aufgerissenem Schnabel, und neben ihm auf der Theke lungerte ein Igelpaar herum.

Ich hatte schon größere Sortimente gesehen, aber es war nicht zu bestreiten, dass der Mann sein Handwerk verstand. Nirgends sah man schielende Augen oder helle Gipsflecken in den Mundwinkeln. Auf einer Fotografie hätte man sie für lebende Tiere gehalten, die sich friedlich versammelt hatten, um mit ihrer ausgezeichneten Gesundheit anzugeben. Der Präparator und ich unterhielten uns über die Käuze, und als mein Blick auf einen Glasschrank mit mehreren ausgebleichten Schädeln fiel, fragte er, ob ich Arzt sei.

»Ich?« Aus irgendeinem Grund sah ich auf meine Hände. »Um Gottes willen, nein.«

»Dann ist Ihr Interesse an diesen Schädeln nicht berufsbedingt?«

»Ganz genau.«

Die Augen des Präparators strahlten, und er führte mich zu einem menschlichen Skelett, das halb versteckt im hinteren Teil des Raums stand. »Zu wem, glauben Sie, gehörte dieses Skelett?«, fragte er.

Als Laie konnte ich allein der Größe nach urteilen – zwischen einem Meter fünfunddreißig und einem Meter fünfzig. »Einem Jugendlichen?«

Der Präparator forderte mich auf, es noch einmal zu versuchen, aber noch ehe ich etwas sagen konnte, plärrte er: »Es ist ein Pygmäe!« Dann erzählte er mir, im neunzehnten Jahrhundert hätten die Engländer im heutigen Kongo Jagd auf diese Menschen gemacht, ihnen nachgestellt und sie zum Zeitvertreib erschossen.

Es war merkwürdig, wie schnell dies die Stimmung änderte.

»Aber er *könnte* auch an einem Herzinfarkt gestorben sein, oder?«, sagte ich. »Ich meine, wir können nicht wissen, ob er tatsächlich ermordet wurde?«

»Oh, natürlich wissen wir das«, erklärte der Präparator. Dem Skelett eines geschlachteten Pygmäen im Museum zu begegnen wäre einigermaßen verstörend gewesen, aber ihn zum Verkauf in einem Geschäft zu sehen weckte gewisse unbequeme Fragen, wie zum Beispiel: Wie viel kostet er?

»Wenn Sie ausgefallene Sachen mögen, habe ich noch etwas, das Ihnen gefallen könnte.« Der Präparator ging hinter die Ladentheke und zog eine Plastiktüte aus einem Regal über seinem Kopf. Ich sah, dass sie von Waitrose stammte, einer Lebensmittelkette »für gehobene Ansprüche«, wie man mir bei meinem Umzug nach England erklärt hatte. Er entnahm der Tüte etwas, das aussah wie eine Servierplatte mit einer länglichen Glashaube. Darunter lag der Unterarm eines Mannes, einschließlich feiner Haare und einer ausgebleichten Tätowierung. »Dazu gibt es eine eigene Geschichte«, sagte der Präparator gänzlich unnötig. Welches menschliche Glied in einer Tüte von Waitrose hätte schon *keine* eigene Geschichte?

Er setzte die Platte auf die Theke, und während er den Glasdeckel hochnahm und zur Seite stellte, erfuhr ich, dass sein Großvater vor hundert Jahren in einer Kneipe Zeuge eines Kampfes zwischen zwei Matrosen gewesen war. Der eine hatte einen Säbel, der den anderen offenbar seinen Arm gekostet hatte. Danach war ein Tumult ausgebrochen. Der Amputierte fiel rücklings zu Boden, und während er starr vor Schreck dalag und verblutete, hatte der Großvater des Präparators auf die blutverschmierten, vielleicht noch zuckenden Finger auf dem Boden geschaut und bei sich gedacht: *Nun, damit kann er nun sowieso nichts mehr anfangen.*

Die Geschichte klang ein wenig weit hergeholt, aber der Arm war zweifellos echt. Er war etwa fünf Zentimeter unterhalb des Ellbogens abgetrennt, und der Querschnitt der glatt durchtrennten Knochen von Elle und Speiche erinnerte mich an ein Ossobuco. »Mein Großvater selbst hat den Arm mumifiziert«, sagte der Präparator. »Wie man sieht, keine erstklassige Arbeit, aber für einen ersten Versuch nicht schlecht.«

Ich beugte mich weiter vor.

»*Fassen Sie ihn an*«, flüsterte der Präparator.

Wie unter einem Zauberbann folgte ich ihm und erschauerte leicht, als ich die Härchen berührte. Genauso gruselig war die Farbe des Arms, der weder hellhäutig, aber auch nicht dunkel war, so wie die meisten abgetrennten Körperteile. Es war der gleiche goldbraune Farbton wie bei Sprühbräune.

»Ich glaube, ich nehme einen von den Käuzen«, sagte ich. »Den linken, wenn es recht ist.«

Der Präparator nickte. Dann streckte er sich nach einem noch höheren Regal aus und zog eine weitere Plastiktüte hervor, diesmal von Tesco, einer definitiv weniger exklusiven Adresse. »Wenn ich die Tüte öffne, schlägt Ihnen ein strenger Geruch entgegen, aber machen Sie sich keine Sorgen«, sagte er. »Das ist bloß der Rauch, mit dem sie den Kopf konserviert haben.«

Einen solchen Satz hört man nicht oft, und ich musste ihn einen Moment sacken lassen. Als er die Tüte öffnete, sah ich, dass er besser »den Kopf des jungen Mädchens«

hätte sagen sollen, denn sie konnte zum Zeitpunkt ihres Todes nicht älter als vierzehn gewesen sein. Das mag absolut horrend klingen, obwohl ich es eher als mittelmäßig horrend bezeichnen würde. Der Kopf war vierhundert Jahre alt und stammte irgendwo aus Südamerika – Peru, glaube ich. Die Haut war spröde und dünn, wie das Leder eines abgewetzten Portemonnaies. Stellenweise war sie abgebröckelt, und man konnte den blanken Schädel sehen, aber was mich am meisten beeindruckte, waren ihre Haare, die pechschwarz glänzten und in zierliche, feine Zöpfe geflochten waren.

Ich fragte nicht nach dem Preis, sondern wiederholte mit etwas mehr Nachdruck: »Ich glaube, für heute bleibe ich bei dem Kauz. Es ist ein Geschenk zum Valentinstag – genau das Richtige für unsere neue Wohnung. Besser gesagt, unser Haus – drei Etagen und nicht unterkellert.« Ich wollte nicht angeben, sondern ihn bloß wissen lassen, dass ich geliebt wurde und über der Erde lebte.

Einige Minuten später, den Kauz sicher in einem geräumigen Pappkarton verpackt, eilte ich zur U-Bahn. Normalerweise wäre ich guter Dinge gewesen – ich hatte mir vorgenommen, für Hugh das ideale Geschenk zu finden, und, bei Gott, ich hatte es geschafft –, aber stattdessen war ich irritiert, weniger wegen der Dinge, die ich gesehen hatte, als vielmehr wegen dem Präparator. Es ist nichts Ungewöhnliches, von Leuten, die einen nicht kennen, falsch eingeschätzt zu werden. »Möchten Sie einmal Belligerent, den neuen Duft für Männer, ausprobieren?«, werde ich im Kaufhaus gefragt. Und jedes Mal denke ich: *Also wirklich. Sehe ich aus wie ein Typ, der Eau de Cologne benutzt?* Hoteldirektoren haben mich so oft mit »Mrs. Sedaris« angesprochen, dass ich sie nicht länger korrigiere. Man hat mich fälschlicherweise schon für einen Elternteil, einen Taschendieb und sogar, Gott bewahre, den Besitzer eines SUVs gehalten, und immer habe ich darüber hinwegsehen können. Viel seltener dagegen ist es, *nicht* falsch eingeschätzt zu werden. Der Präparator hatte schneller, als ich mir die Schuhe auf seiner Fußmatte abstreifen konnte, in meine Seele geschaut und erkannt, was für eine Art Mensch ich war: jemand, der tatsächlich liebend gerne einen Pygmäen besessen und keine Skrupel bezüglich der Tatsache, dass er aus Spaß getötet worden war, empfunden und leichten Herzens gedacht hätte: *Nun, das ist lange her.* Schlimmer noch, ich hätte damit geprotzt und so wie der Besitzer eines Porsches gehofft, dass er zu einem Teil meiner Identität würde. »Man sagt, er hat einen Pygmäen«, hörte ich schon meine neuen Nachbarn flüstern, während ich die Straße entlanglief. »Er hat ihn für alle sichtbar bei sich im Wohnzimmer stehen, gleich neben der Muskete, mit der er erschossen wurde.«

Ich wünschte, die Leute redeten so über mich, aber wie konnte der Präparator das wissen? Zahllose Besucher kamen in sein Geschäft, fragten nach einem ausgestopften Kätzchen, einer Möwe oder was auch immer und gingen nach fünf Minuten wieder hinaus, ohne etwas von den menschlichen Körperteilen erfahren zu haben. Warum hatte er *mir* den Kopf in der Einkaufstüte gezeigt? Und woher wusste er, wie versessen ich darauf war, den Arm zu berühren? Ich hatte nichts in der einen oder anderen Richtung gesagt, was also hatte mich verraten?

In der U-Bahn-Station ging ich durch das Drehkreuz und wartete am Bahnsteig auf den Zug. Der Kauz war nicht schwer — tatsächlich war er sogar ausgesprochen leicht —, aber der Karton war sperrig, und deshalb war ich froh, einen Sitzplatz zu finden. Bei der nächsten Station stieg ein Teenager in Schuluniform ein und setzte sich mir gegenüber. Wer heutzutage mit einer Jugendlichen ihres Alters zu tun hat, mag den Gedanken, ihr Kopf könnte irgendwann einmal in einer Plastiktüte hinter einer Ladentheke landen, weniger schlimm finden. Ich meine, wie einige von denen reden! Abgesehen davon, sollte es nicht *irgendein* Teenager ihres Alters sein. Welche Geschichte, beispielsweise, gehörte zu dem Mädchen, dessen Kopf mir der Präparator gezeigt hatte? Vierzehnjährige gab es auch vor vierhundert Jahren, aber Teenager, mit ihrer Angst und Aufsässigkeit, ihrer Wut und ihrem Ritalin und einer eigenen Ausgabe des *Vogue*-Magazins, sind eine ziemlich neue Erfindung. Im peruanischen Urwald des siebzehnten Jahrhunderts hätte ein Mädchen in dem Alter bereits Kinder gehabt. Die Hälfte ihres Lebens wäre vorbei gewesen, und das auch nur mit viel Glück. Aber dass der abgeschlagene Kopf aufbewahrt wird und dann zehntausend Kilometer entfernt in einer Tesco-Tüte wieder auftaucht — das war das eigentlich Demütigende. Tesco! Der Arm hatte immerhin eine Tüte von Waitrose.

Es beunruhigte mich, dass mich die Tüte mehr beschäftigte als der Kopf, aber was kann man dagegen machen? Man entscheidet nicht bewusst, worauf man seine Aufmerksamkeit lenkt. Die Dinge selbst wählen einen und lassen sich anschließend offenbar durch nichts wieder abschütteln. Haben Leute einen ähnlichen Blick, wird der Weihnachtseinkauf zu einem Spaziergang. Für meine Schwestern Gretchen und Amy finde ich immer etwas. Wenn wir drei auf eine Party gehen, haben wir in Windeseile bemerkt, wem unter den Gästen ein Finger fehlt oder wer zwei ungleich große Ohren hat, während meiner Schwester Lisa gänzlich andere Dinge auffallen.

Hugh und ich haben ebenfalls eine unterschiedliche Wahrnehmungsweise. Deshalb kann er auch mit mir zusammen sein. Alles, was der Präparator sah, ist für ihn unsichtbar: meine Oberflächlichkeit, meine jugendliche Faszination für das Abnorme, meine Bereitschaft, das Böse zu akzeptieren und mich manchmal sogar mit ihm einzulassen – spricht man ihn darauf an, wird er nur sagen: »David? *Mein* David? Oh, nein. So ist er mit Sicherheit nicht.«

Wer so ahnungslos ist, hat einen Kauz *und* Pralinen verdient, also stieg ich am Piccadilly Circus aus und kaufte ihm welche. Dann fuhr ich mit dem Bus nach Hause und dachte unterwegs an Liebe und Tod, und an den Kehlkopf, so formschön in seinen Details, der zweifellos auf mich wartete.

Nr. 2 zum Mitnehmen

»Ich muss nach China«, erzählte ich meinen Leuten so, wie ich sagen würde: »Ich muss meine Zwischendecke isolieren« oder: »Ich muss diese Muttermale untersuchen lassen.« Doch so fühlte es sich tatsächlich an. Wie eine lästige Pflicht. Was mich zuerst abschreckte, war das Essen. Ich esse chinesisch, bevor ich verhungere, aber ich habe es noch nie gemocht, selbst als es mir noch exotisch vorkam. Ich war Anfang zwanzig, als in Raleigh, North Carolina, ein chinesisches Restaurant eröffnete. Es war in einem Neubau, der irgendwie nach Tempel aussehen sollte, und meine Mutter konnte gar nicht genug davon bekommen. »Na, was sagt ihr, wir gehen zum Chinesen!«

Ich glaube, ihr gefiel, dass die Gerichte außerhalb ihrer Möglichkeiten lagen. Jeder konnte die gefüllten Backkartoffeln nachmachen, die es bei The Peddler gab, oder bekam ein Kalbsschnitzel mit Parmesan so hin wie in der Villa Capri, aber kein Nichtchinese konnte Schweinefleisch Mu Shu zubereiten, egal wie viel Erfahrung er oder sie auch haben mochten. »Und die Frühlingsrollen«, sagte sie. »Unvorstellbar!«

Das Restaurant hatte keine Alkohollizenz, aber man durfte seine eigenen Getränke mitbringen. Also erschienen wir mit einer Bauchflasche herzhaften Burgunders. Ich ließ meine Mutter immer für mich bestellen, aber wenn das

Hühnchen Kung Pao an den Tisch gebracht wurde, bekam ich nie glänzende Augen wie im Steakhouse oder in der Villa Capri. Und es war nicht nur das chinesische Essen in Raleigh. Genauso wenig konnte ich mich für die chinesische Küche in Chicago und später in New York erwärmen, Städte mit eigenen chinesischen Stadtteilen.

Alle schworen, das Essen in Peking und Chengdu wäre ganz anders als das in den USA. »Es ist echter«, sagten sie, was letztlich bedeutete, dass ich es authentischer ablehnen konnte.

Dazu trug sicherlich bei, dass Hugh und ich vor unserer Landung in China eine Woche in Tokio verbracht hatten, wo das Essen wie immer unvergleichlich war und so schmackhaft und liebevoll aufgetragen wurde. Zu den Mahlzeiten trank ich Tee, was mich zu einer anderen, an Japan großartigen Sache bringt – den Toiletten. In jüngeren Jahren hätte mich das nicht so sehr interessiert. Dann wurde ich fünfzig und stellte fest, dass ich ständig pinkeln musste. In Tokio gibt es in jeder U-Bahn-Station eine öffentliche Herrentoilette. Die Böden und Waschbecken sind blitzblank, und neben jedem Urinal ist ein Haken, an dem man seinen Schirm aufhängen kann.

Ich hatte mich daran gewöhnt, als wir von Narita zum Peking International Airport flogen, wo einem als Erstes ein Geräusch auffällt, das wie dieser Milchschäumer klingt, mit dem sie im Café Cappuccino und Caffè Latte machen. *Seltsam,* denkt man. *Hier gibt's eine Kaffeebar im Aufzug zum Parkdeck?* Doch das anhaltende gutturale Zischen stammt von Menschen, die reihum Schleim aus den Tiefen ihrer Seele heraufholen. Zuerst sieht man darüber hinweg und fragt sich: *Wie soll ich das verstehen?* Schon bald aber bemerkt man, dass die Frage besser lauten müsste: »Wie soll ich das umgehen?«

Ich habe Schleimklumpen auf Treppenaufgängen und Rolltreppen gesehen, die wie frische Austern glänzten. Ich habe sie als gefrorenen Film auf dem Bürgersteig und langsam Wände herunterrinnen gesehen. Oft schien es so, dass, wenn die Leute nicht spuckten, sie unbekümmert durch die Gegend husteten oder Rotz aus der Nase drückten. Dazu hielten sie sich das eine Nasenloch zu und benutzten das andere als Blasloch. »Wir Chinesen denken, das Beste ist, das Zeug loszuwerden«, sagte eine Frau eines Abends beim Essen. Ihrer Meinung nach sei es ekelhaft, dass Leute aus dem Westen in ein Taschentuch schniefen und es dann zurück in die Tasche steckten.

»Nun, das hat nichts mit Sentimentalität zu tun«, erklärte ich ihr. »Wir hängen nicht an unserem Rotz. Ein Taschentuch ist bloß hygienischer.«

Eine andere Sache, die einem in China auffällt, sind die Scheißhaufen. *Oh, bitte,* denkt der Leser jetzt vermutlich. *Muss das sein?*

Worauf meine Antwort lautet: »Ja, es muss«, denn wenn sie auch nichts mit dem Essen selbst zu tun hatten, dann doch die Art, wie ich darüber dachte. In Tokio sah ich einmal einen Hund auf den Bürgersteig pinkeln. Sein Herrchen griff anschließend in eine Tasche, zog eine Flasche Wasser hervor und spülte damit den Urin vom Pflaster. Von Hundescheiße habe ich nie auch nur eine Spur gesehen. In Peking sieht man einen überwältigten Berg Scheiße. Einiges davon stammt von Haustieren, aber das meiste sind menschliche

Ausscheidungen. Chinesische Kleinkinder tragen statt Windeln diese seltsamen kleinen Höschen mit einem Schlitz hinten. Wenn ein Kind muss, schieben es die Eltern zum Rinnstein oder, wenn sie sich in einem Gebäude befinden, zu einer Stelle, die in ihren Augen den gleichen Zweck erfüllt. »Letzten Monat habe ich in Chengdu gesehen, wie ein Kind im Walmart mitten in den Gang der Gemüseabteilung geschissen hat«, erzählte mir eine junge Frau namens Bridget.

Dies war am siebten Tag meines Besuchs, und ich war inzwischen so abgestumpft, dass meine spontane Antwort war: »Ihr habt einen Walmart?«

Es gibt in China die Scheißhaufen im Freien, und es gibt diejenigen in den öffentlichen Bedürfnisanstalten, meist mit einfachen Stehtoiletten ausgerüstet, die kaum mehr als Löcher im Boden sind. Und die Waschräume – mein Gott. Die heruntergekommenste Tankstelle in Amerika könnte es damit nicht aufnehmen.

In der Herrentoilette einer Pekinger U-Bahn-Station sah ich, wie ein Mann am Urinal vorbeilief, seinen dreijährigen Sohn hochhob und ihn in ebendas Waschbecken pinkeln ließ, in dem wir uns anschließend die Hände waschen sollten.

Meine Reise erinnerte mich daran, dass wir alle nur Tiere sind und aus jeder unserer Körperöffnungen etwas ausscheiden, egal wo wir leben oder wie reich wir sind. Irgendwo wissen wir das alle und schaffen es doch auf angenehme Weise, es in einen hinteren Winkel unseres Verstandes zu verdrängen. In China hingegen kriegt man es nicht mehr aus dem Kopf. Die Kassiererin im Supermarkt gibt einem das

Wechselgeld, und man denkt: *Diese Frau hockt beim Scheißen über einem Loch, spuckt auf den Boden und bläst Rotz aus der Nase.* Das Gleiche denkt man vom Taxifahrer, vom Fahrscheinverkäufer und zuletzt auch von den Köchen und Kellnern im Restaurant. Womit wir wieder beim Essen wären.

Wenn jemand eine Messerspitze menschlicher Fäkalien an mein Rührei gäbe, würde ich das vielleicht nicht erkennen, aber ich würde sehr wahrscheinlich bemerken, dass diese Portion Rührei anders schmeckte als die von gestern. Obwohl das nur bei Gerichten funktionierte, die ich kenne. Und in China gab es nicht viele mir bekannte Gerichte. Kein Schweinefleisch Lo Mein oder Hühnchen Kung Pao, und ganz bestimmt keine Frühlingsrollen. An unserem ersten Abend in Chengdu gingen wir mit vier Leuten essen – einer Chinesin und drei Westlern. Das Restaurant war nicht schick, aber es war offenbar beliebt. In unseren Tisch eingelassen war ein Kessel mit köchelnder Brühe, in der wir die Beilagen aus der Küche kochen sollten. »Ich war so frei und habe für uns Tofu, Pilze und Entenzungen bestellt«, sagte die mir gegenübersitzende Frau aus dem Westen. »Traut ihr mir mit der Bestellung, oder möchte jemand etwas Besonderes?«

Ich sah sie an und dachte, *Du Angeberin!* Catherine war Engländerin und lebte seit fast zwanzig Jahren in China. Ich hielt die Entenzungen für eine Art Test und gab mir Mühe, ungerührt, wenn nicht gar begeistert auszusehen.

Als ich schließlich eine essen musste, war sie gar nicht mal so schlecht. Das einzig Irritierende war die Form, ganz besonders deren Unterseite, von der einige tentakelartige Wurzeln herabhingen. Das erinnerte mich daran, dass die Zungen nicht abgeschnitten, sondern eher herausgerissen worden waren, vermutlich mit einer Zange. Natürlich war die Ente zu dem Zeitpunkt längst tot, oder? Sie werden doch nicht den Enten die Zungen rausreißen und sie dann – traumatisiert und quaklos, aber ansonsten unversehrt – wieder laufen lassen.

Ich aß gerade meine zweite Entenzunge, als der Mann am Nebentisch geräuschvoll einen Schleimklumpen hochzog und auf den Boden spuckte.

»Ich glaube, ich bin satt«, sagte ich.

Am nächsten Morgen fuhren Hugh und ich mit einer anderen Gruppe auf einen Berg, auf dem Tee angebaut wurde. Es war Ende Januar, und auf der zweistündigen Fahrt kamen wir an zahllosen Fabriken vorbei. Senffarbener Rauch stieg in den Himmel, und die Flüsse, die wir überquerten, waren voller Müll und Unrat. Auf dem letzten Stück lag Schnee, was die Dinge optisch verbesserte, das Vorankommen aber erschwerte. Bis wir uns auf den Rückweg machten, war es schon kurz vor drei. In den meisten Restaurants war die Mittagszeit vorbei, sodass wir bei einer sogenannten Fröhlichen Familienfarm einkehrten. Das ist ein Bauernhof, dessen Bewohner, wenn sie gerade in Stimmung sind, Gästen eine Mahlzeit zubereiten.

Einer aus unserer Gruppe kam aus Chengdu, und von den fünf Amerikanern sprachen alle bis auf Hugh und mich Mandarin. Wir hielten uns also im Hintergrund, während sie mit der Bäuerin verhandelten, die ein hübsches, rechteckiges Gesicht und eine Ponyfrisur hatte. Wir aßen in der Mah-Jongg-Stube, einem großen Raum mit Blick auf das Teefeld der Familie. An einer Wand standen zwei Fernseher, auf denen laut unterschiedliche Programme liefen, ohne dass jemand zusah. An der anderen Wand hing ein Qualitätssiegel für die Sanitäranlagen – ein C – und eins für den Service, das ein Smiley mit umgedrehtem Mund zeigte.

Soweit ich mich erinnere, gab es keine Speisekarte. Die Familie arbeitete mit dem, was gerade Saison hatte und zur Hand war. Auf dem Hof stolzierte ein Hahn herum, und im nächsten Moment war er verschwunden. Nachdem der Koch ihm die Kehle durchgeschnitten hatte, benutzte er ihn als Grundlage für fünf unterschiedliche Gerichte, eins davon eine trostlose Suppe, aus der zwei Füße wie umgedrehte Salatgabeln herausragten. Es war so ziemlich das Einzige, was von dem Hahn noch zu erkennen war.

Ich bin traditionelles Metzgerhandwerk gewohnt: Das hier ist das Bein, die Brust etc. Auf der Fröhlichen Familienfarm war der Hahn weniger zerlegt als vielmehr sinnlos zerhackt worden, als hätte ein Blinder darauf eingeschlagen, noch dazu ein sehr wütender Mensch mit einem Hass auf Vögel. Von dem Tier waren nur noch Stücke übrig geblieben, das meiste davon Knochensplitter, an denen manchmal ein Fetzen Fleisch hing. Dann hatte man das Ganze mit Kohl vermengt und mit irgendeiner scharfen Sauce übergossen.

Ein anderes Gericht bestand ausschließlich aus inneren Organen, die wieder bis zur Unkenntlichkeit zerstückelt waren. Herz und Lungen waren darin enthalten, aber vermutlich auch der Kamm und die Gedärme. Ich weiß nicht, warum ich mich so sehr davor ekelte. Wenn ich Vegetarier wäre, okay, aber warum sollte man als Fleischesser diese willkürlichen Grenzen ziehen? »Ich esse das Ding, das die

Giftstoffe herausfiltert, aber nicht das Ding auf dem Kopf, das für nichts gut ist?« Und wie kommt man darauf, das eine Tier zu essen und ein anderes nicht?

Ich erinnere mich, vor einigen Jahren einen Artikel über ein Restaurant in der Provinz Guangdong gelesen zu haben, das von den Behörden geschlossen wurde, weil es Katzen auf der Speisekarte hatte. Der Laden nannte sich Fangji Katzenfleischklops-Restaurant, was nicht sehr geheimniskrämerisch klingt. Ein Besucher des Fangji wusste ziemlich genau, was er auf dem Teller hatte. Meine Vorbehalte gegen Katzenfleischklöpse rühren nicht daher, dass ich selbst mehrere Katzen hatte und die Tiere liebe, sondern dass ich alles vermeide, was selbst Fleischfresser ist. Wie die meisten Westler bevorzuge ich Pflanzenfresser, die vor allem mit Futtermittelgetreide groß werden: Kühe, Hühner, Schafe usw. Schweine fressen Fleisch – ein Schwein würde mit Wonne einen Menschen verspeisen –, aber ein Großteil unseres Schweinefleischs stammt von Tieren, die mit Mais oder scheußlichen Chemikalien gemästet wurden anstatt mit Artgenossen oder Menschenkadavern.

Unter den Verzehrern von Weidetieren gibt es weitere Unterscheidungen. Wer Lamm und Rind mag, zieht – zumindest in Nordamerika – meist eine Grenze bei Pferdefleisch, was ich persönlich für köstlich halte. Das beste Pferdefleisch habe ich in einem Restaurant in Antwerpen gegessen, das ehemals ein Pferdestall gewesen war und sinnigerweise Der Pferdestall hieß. Hugh war dabei gewesen, und obwohl er das Gleiche gegessen hatte, kamen ihm praktisch die Tränen, als jemand in China Seepferdchen als Delikatesse erwähnte. »Oh, die armen Dinger«, sagte er. »Wie konntest du nur.«

Ich sagte: »Wie bitte?«

Das ist gerade so, als würde man Hähnchenfleisch essen und sich dann über die Zuckerhühner empören, die zu Ostern verkauft werden. »Ein Seepferdchen ist nicht mit einem normalen Pferd verwandt«, sagte ich. »Es sind Fische, und du isst ständig Fisch. Oder liegt es an seinem Aussehen?«

Er sagte, er könne keine Seepferdchen essen, weil sie so sympathisch seien und niemandem etwas zuleide täten. Ganz im Gegensatz zu den hinterhältigen, blutrünstigen Lämmern, deren Keulen wir regelmäßig mit Rosmarin und Frühkartoffeln rösten.

Die Gerichte auf der Fröhlichen Familienfarm wurden in großen Schüsseln für alle serviert, und als die hübsche Frau mit dem rechteckigen Gesicht sie an den Tisch brachte, strahlte der Mann mir gegenüber und griff nach seinen Stäbchen. »Wissen Sie«, sagte er. »Dieses Land mag seine Vor- und Nachteile haben, aber es ist praktisch unmöglich, irgendwo schlecht zu essen.«

Ich sagte nichts dazu.

Ein anderes Gericht an diesem Tag bestand aus Hahnenblut. Ich hatte gedacht, es wäre flüssig, wie V8-Fruchtsaft, aber gekocht gerann es zu kleinen Placken mit der Konsistenz von Tofu. »Nicht schlecht«, sagte die junge Frau neben mir, und ich sah zu, wie sie sich ein Stück in den Mund schob. Jill war Amerikanerin und gab als Freiwillige des Friedenskorps Englischunterricht in Chengdu. »Letztes Jahr in Thailand? Da habe ich das Gesicht eines Hundes gegessen«, erklärte sie mir.

»Nur das Gesicht?«

»Na ja, den Kopf und das Gesicht.« Sie war in einem kleinen Dorf gewesen, als Mitarbeiterin eines Teams, das verschleppte Mädchen zu ihren Eltern zurückbrachte. Als Zeichen der Dankbarkeit hatten die Dorfbewohner ein Fest vorbereitet. Hund galt bei ihnen als Leckerbissen. Der Kopf war der vermeintlich beste Teil, und um ihre Gastgeber nicht zu verletzen, hatte Jill ihn gegessen.

Für viele ist das schlichtweg böse, aber der Rest der Welt ist nicht wie Amerika, wo es beinahe unmöglich geworden ist, eine Dinnerparty zu schmeißen. Der eine isst kein Fleisch, während der andere laktoseintolerant ist oder keinen Weizen verträgt. Es gibt Vegetarier, die Fisch essen, und solche, die ihn nicht anrühren. Dann sind da noch die Veganer, Makrobiotiker und eine neue Gruppe, die Flexitarier, die Fleisch essen, wenn nicht zu viele Leute zuschauen. In Anbetracht dessen ist es ziemlich erfrischend, wenn eine Zweiundzwanzigjährige aus einem Vorort von Detroit ihre Stäbchen in die Hand nimmt und den Shar-Pei zumindest probiert.

Ich wäre gerne mehr wie Jill, aber irgendetwas hielt mich in China zurück. Im sauberen, eleganten Japan wäre mir das Hahnenblut, angerichtet auf einem von Hand gemachten Tablett und garniert mit einer makellosen Tempura-Zuckerschote und einem geschnitzten Radieschen in der Form eines neun Wochen alten Fötus, vermutlich höchst raffiniert vorgekommen. »Das sollten wir zu Hause auch einmal versuchen«, hätte ich zu Hugh gesagt. Hier jedoch dachte ich an das Hygiene-Qualitätssiegel und an den Hahn, der vor seinem Tod Maden aus menschlichen Fäkalien gepickt hatte. Die meisten Restaurants in China rochen für mich verdreckt, obwohl es vermutlich der Geruch einer mir unbekannten Zutat war und ich die Dinge, die ich zuvor am Tag gesehen hatte – den Rotz und den Schleim –, mit dem Unbekannten in Verbindung brachte.

Vielleicht aber auch nicht.

Auf unserer Reise aßen wir in ganz normalen, einfachen Restaurants und kauften unser Essen manchmal bei Straßenhändlern. Die einzige teure Mahlzeit aßen wir in Peking, als wir allein ein Restaurant besuchten, das uns eine Bekannte empfohlen hatte. Es befand sich in einem ehemaligen Lagerhaus und war opulent dekoriert. Es gab einen eigenen Weinkellner und jemanden, der alle drei Minuten an den Tisch kam und unsere Wassergläser füllte. Wir bestellten Pekingente, die fachmännisch zerteilt anstatt zerhackt war und zu der kleine Pfannkuchen gereicht wurden. Gegen Ende der Mahlzeit besuchte ich die Herrentoilette, und dort schwamm in der Toilettenschüssel nach europäischem Muster ein nicht hinuntergespülter Scheißehaufen, als wollte er einem zur Erinnerung sagen: »Siehst du, du bist immer noch in China!«

Zurück am Tisch, bat ich den Kellner um die Rechnung. Dann fiel mir ein, wo ich mich befand, und ich sagte: »Zahlen bitte.« In Frankreich lassen sie einen ewig auf die Rechnung warten, was ich nie verstanden habe. *Wieso wollen die mich nicht loswerden?*, denke ich. Zehn Minuten verstreichen. Dann zwanzig Minuten, in denen ich dem Kellner dabei zusehe, wie er alles Mögliche macht, außer mein verdammtes Geld anzunehmen.

Eines muss man den Chinesen allerdings lassen – signalisiere ihnen, dass du zahlen möchtest, und bevor du einen Hahn mit einem rostigen Schraubenzieher erstechen kannst, steht schon jemand am Tisch. Ich vermute, sie wollen kassieren, bevor einem schlecht wird, aber was auch immer der Grund sein mag, Minuten später steht man wieder auf der Straße, sucht den verbauten Horizont ab und fragt sich, woher die nächste Mahlzeit stammen mag.

NEIN ZUR GESUNDHEITSREFORM, UND WARUM ICH MEIN LAND ZURÜCKHABEN WILL

Liebe patriotische Freunde/Freundinnen,
wie viele von euch wollte ich ursprünglich ein Plakat tragen. Auf meinem Entwurf war ein Hexendoktor zu sehen, dessen Gesicht — es bringt mich fast um, es zu sagen — das *unseres Präsidenten* war, mit einem Knochen durch die Nase und afrikanischer Bemalung auf den Wangen. Darunter hatte ich geschrieben: »Indonesisch-muslimischer Wohlfahrtsverbrecher, Hände weg von meiner Gesundheitsvorsorge, du kenianischer sozialistischer Säuglings- und Großmuttermörder.«

Ich fand, es sah ziemlich gut aus, aber dann zeigte ich es meinem Sohn Todd. Er ist der Künstler in unserer Familie. »Also, Mom«, sagte er zu mir, »das ist ein bisschen ... unübersichtlich.«

Wir unterhielten uns über meine Kritikpunkte, und weil es so viele sind, schlug er vor, Flyer zu verteilen. Soweit ich weiß, ist uns das gottgegebene Recht des Vervielfältigens noch nicht genommen worden — zumindest das hat der Vorsitzende Obama uns gelassen! —, und Todd hat mir versichert, dass es genauso effektiv ist wie ein Plakat. »Worauf es ankommt, Mom, ist, ihn möglichst vielen Leuten in die Hand zu drücken.«

Dann gab er mir das T-Shirt, das ich heute trage, und als ich es auseinandergefaltet vor mir hielt, las ich: »Kampferprobtes … *Frontschwein?*«

Und Todd sagte: »Ganz genau!« Ein Frontschwein, erklärte er, ist jemand, der der ansteigenden Flut des Sozialismus Einhalt gebietet. Und das trifft exakt auf mich zu! »Lass uns noch das Wort ›stolz‹ hinzufügen«, sagte ich. Also holten wir die Buchstaben zum Aufbügeln, und voilà!

Er hat ja so eine Kehrtwendung gemacht, mein Junge. Am College war er ein typischer Liberaler — »Weg mit Bush«, »Satan/Cheney 08!« und dieses ganze Zeug. Aber so läuft das heute an unseren Universitäten — sie unterziehen die Leute einer Gehirnwäsche.

Ich sagte: »Geh raus in die *reale* Welt, dann wirst du schon sehen!« Ich sagte: »Zahle nur einmal im Leben Steuern, dann platzt auch dir der Kragen!«

Und genau so ist es gekommen. Nachdem er einen nutzlosen Abschluss in der Geschichte des Tanzes gemacht hatte, bekam Todd einen Job im Immatrikulationsbüro des hiesigen Community College, und als er sah, wie viel Uncle Sam von seinem Lohn einstrich, war er gründlich kuriert, das kann ich Ihnen sagen. Genau wie sein Mitbewohner, Miles. Die beiden haben sich am College kennengelernt und halten seither zusammen wie Pech und Schwefel. Manchmal nenne ich ihn den »Schatten«, nicht wegen seiner schwarzen Hautfarbe, sondern weil er und mein Sohn unzertrennlich sind. Übrigens hat er für mich die Flyer vervielfältigt.

Miles und Todd kennen sich mit Protestmärschen aus, vor allem aus ihren Collegetagen, in denen sie vom rechten Weg abgekommen waren, aber wie mein Sohn richtig sagte:

»Marschieren ist marschieren, Mom, und ob du nun *für* die Folter bist oder dagegen, du musst ausreichend Wasser trinken. Das ist Regel Nummer eins: Immer genügend Flüssigkeit zu sich nehmen! Außerdem brauchst du feste, bequeme Schuhe und einen Hut, der dein Gesicht vor der Sonne schützt.«

Ich kaufte mir einen Sombrero und behängte die Krempe mit Teebeuteln, aber Todd sagte, das könne auch so verstanden werden, als sei ich für illegale Einwanderung, was ich ganz bestimmt nicht bin. Er riet mir zu einem dieser spitzen Hüte, wie sie angeblich die Nonnen tragen, obwohl er mich eher an einen der Papierhüte erinnerte, die man früher dem schlechtesten Schüler aufsetzte. »Mom, bitte«, sagte er, »ein kleines bisschen Raffinesse!«

Ich sagte: »Wie soll der mich vor der Sonne schützen?« Also brachte er vorne einen Sonnenschirm an. Der senkrecht verlaufende Schriftzug mag wie OBERDUSSEL aussehen, aber tatsächlich heißt es O.B.E.R.D.U.S.S.E.L. und steht für:

Obama

Braucht

Einen

Riesenarschtritt

Damit

Unser

Schöner

Staat

Endlich

Läuft

Das mag gehässig klingen, aber so empfinde ich es nun einmal. Sein Gebiss, seine Familie, die Wagenschlüssel – ich will, dass diesem Mann alles genommen wird, so wie er versucht, *uns* alles wegzunehmen. Meine einzige Sorge war, die Botschaft sei nicht eindeutig genug und die Leute könnten *mich* für den Oberdussel halten.

»Aber nein«, sagte mein Sohn. »Es ist ein ganz gebräuchliches Akronym, wie CIA, und jeder weiß, was es bedeutet.« Und so stehe ich hier in meinem *Kampferprobtes-Stolzes-Frontschwein*-T-Shirt und mit meinem spitzen Hut auf dem Kopf. Ich bin hier, um euch zu sagen, dass ich stinksauer bin und mein Land zurückhaben möchte. Ich möchte einen christlichen Präsidenten, der in Amerika und nicht in Afrika geboren wurde, und ich möchte keine »Todeskomitees«, die darüber entscheiden, ob ich leben darf oder nicht. Und dann sind da die Steuergesetze, die mein Blut wirklich zum Kochen bringen. Wenn ich heute im Lotto gewinne, muss ich einen viel höheren Prozentsatz an den Staat abführen, als wenn ich unter Bush gewonnen hätte.

»Was liegt dir noch auf dem Herzen?«, fragte Todd mich, als er den Text für den Flyer tippte. Und ich erwiderte, ich sei es leid, wie der Präsident mich von oben herab behandle. »Als wäre ich eine Art ... eine Art ...«

»Armer Idiot?«, sagte er.

Und ich erwiderte, genau das sei es. »Ich bin es leid, behandelt zu werden wie ein armer Idiot. Ich glaube, vielen Amerikanern geht es so, aber wir werden sehen, wer der Idiot ist, wenn ich am historischen Marsch auf Washington teilnehme!«

Todd stimmte mir hundertprozentig zu, und dann brachte er mich zum Greyhound-Terminal, wo ich in den Bus nach Seattle stieg.

FREUNDLICHE MITARBEITER GESUCHT

Wer nicht viel reist, mag die Hotels der Kette Courtyard Marriott für ganz passabel halten. Zugegeben, sie sind sauber, und das Personal ist freundlich. Aber für die Kopfkissen würde ich keine zwei Cent geben, und die Badewannen sind für meinen Geschmack zu niedrig. In einem der Hotels in New Hampshire entdeckte ich in der menschenleeren Lobby eine Kaffeebar, über der das Starbucks-Logo prangte und die auch Frühstücksmüsli und eingeschweißte Sandwiches verkaufte. Ich hatte gerade zu Mittag gegessen und beschloss, mir einen Kaffee zu holen, als jemand um die Ecke bog und sich vor mich schob.

Später erfuhr ich, dass sie Mrs. Dunston hieß, eine Frau wie eine gewaltige Pyramide, käsig, mit großen Brillengläsern und einem kurzärmligen Leinenblazer. Hinter ihr kam ein Mann, den ich für ihren Gatten hielt, und nachdem sie zur Menütafel aufgeschaut hatte, wandte sie sich an ihn. »Eine Latte«, sagte sie. »Ist das die, die Barbara immer trinkt, die mit Schlagsahne obendrauf, oder heißt die anders?«

Oh, Scheiße, dachte ich.

»Ich kann Ihnen eine Latte mit Sahnehaube machen«, sagte die junge Frau hinter der Theke. Sie war hübsch und hatte ihr schulterlanges Haar hinter die Ohren gesteckt. Ihr Gesicht war bis auf etwas Eyeliner ungeschminkt und mit winzigen Muttermalen übersät, die wie Schrotkugeln aussahen. »Sie können auch zwischen verschiedenen Aromen wählen.«

»Tatsächlich?«, sagte Mrs. Dunston. »Welche haben Sie denn im Angebot?«

Zuletzt entschied sie sich für Karamell. Dann blinzelte ihr Mann zur Tafel hinauf und sagte nach einer guten Weile, er hätte gerne einen von diesen Mochas, und ob er den auch als Eiskaffee bekommen könne.

Während ich hinter vorgehaltener Hand stöhnte, zog er ab. Seine Frau lehnte unterdessen ihren massigen Oberkörper gegen die Theke und setzte zu einer leutseligen Unterhaltung an. »Kommen Sie von hier?«, fragte sie. »Nein? Aus *Vermont?* Das ist ja interessant. Was hat Sie hierher verschlagen?«

Ich erfuhr, dass die Kaffeeverkäuferin zuvor im anderen Hotel der Stadt gearbeitet hatte, das wegen Renovierungsarbeiten geschlossen war. »Und bleiben Sie hier, oder wollen Sie anschließend wieder zurück?«, fragte Mrs. Dunston. »Ich habe einen Sohn hier am College, deshalb bin ich hier, wir sind gerade erst angekommen. Übrigens mein zweiter. Der erste war auch hier am College. Er arbeitet noch nicht in seinem eigentlichen Beruf, aber bei der hohen Arbeitslosigkeit kann er froh sein, überhaupt etwas zu haben. Ich habe ihm das nicht einmal, sondern wohl hundertmal gesagt, aber natürlich ist er jung und ungeduldig, was man verstehen kann. Will die ganze Welt auf den Kopf stellen, und wenn das nicht bis morgen früh um neun klappt, ist das Leben unfair und die ganze Mühe nicht wert. Und Sie? Waren Sie auf dem College?«

Umgänglich und gesprächig zu sein ist das *eine* – meine Mutter war so. Ob die Frau in der Reinigung oder der Mann an der Tankstelle: Niemand hinter einem Tresen oder einer Kasse blieb vor dem Ansturm ihrer Persönlichkeit verschont. Im Gegensatz zu Mrs. Dunston hatte meine Mutter ein Gespür für ihr Publikum — nicht nur für die Person, mit der sie redete, sondern auch für die Umstehenden, die zuhörten. »Ich sehe, ich halte den Betrieb auf«, sagte sie irgendwann, oder: »Jetzt halte ich Sie schon die ganze Zeit von der Arbeit ab.«

Außerdem hätte sie ihren Vortrag spannender gemacht. In der Version meiner Mutter würde der unterbeschäftigte Sohn jeden Tag bis zum Anbruch der Dämmerung schlafen, vermutlich in einer feuchten Kellerwohnung, und am Bein einer zerstückelten Kinderleiche nagen. Sie redete mit einer Stimme, die sich an alle richtete und sie aufforderte, am Gespräch teilzunehmen. Mrs. Dunston hingegen war einfach nur laut. Laut und unsäglich langweilig.

Nach einer gefühlten Ewigkeit war die junge Frau endlich mit der Bestellung fertig. Sie stellte zwei Becher so groß wie Papierkörbe auf die Theke, als Mr. Dunston wieder erschien und durch das Panoramafenster auf eine Reihe grauer Gebäude hinter dem Parkplatz zeigte. »Wo gehören die dazu?«, fragte er.

Die junge Frau sagte, es seien ehemalige Collegegebäude. »Aus der Zeit, bevor die Westseite des Campus vergrößert wurde.«

»Und wann war das?«, fragte Mr. Dunston. Er war gut zehn Jahre älter als seine Frau, vielleicht Mitte sechzig, und trug eine Baseballkappe mit abgewetztem Rand.

»Wie bitte?«, sagte die junge Frau.

»Ich fragte, wann die Westseite des Campus erweitert wurde? War das erst kürzlich, oder ist es schon länger her?«

WEN VERDAMMT INTERESSIERT DAS?, wollte ich brüllen. *WER SIND SIE, DER OFFIZIELLE CHRONIST DIESES BESCHISSENEN COLLEGE? SEHEN SIE NICHT, DASS HINTER IHNEN JEMAND WARTET? JEMAND, DER SICH SEIT GESCHLAGENEN ZEHN MINUTEN DIE FÜSSE IN DEN BAUCH STEHT UND SICH DAS DUMME GESCHWÄTZ VON IHNEN UND DIESEM WALROSS ANHÖREN MUSS?*

Ich war nahe dran, mich umzudrehen und wutentbrannt davonzugehen, aber dann hätte sich Mrs. Dunston ihrem Mann und dem Mädchen hinter der Theke zugewandt und gesagt: »Also, Leute gibt's!« Etwas Ähnliches hatte ich am Morgen zuvor erlebt, als ich mich zwischen einem Pärchen hindurchgezwängt hatte, das nebeneinander auf dem Laufband zwischen Terminal A und B stand. »Sie schaffen den Herzinfarkt noch!«, hatte der Mann mir nachgerufen.

Ich wollte ihn darauf hinweisen, dass dies ein Flughafen war und einige von uns es eilig hatten, um ihren Verbindungsflug nicht zu verpassen, mit Verlaub. Natürlich hatte ich es weder eilig, noch musste ich einen Verbindungsflug erwischen. Es ärgerte mich bloß, dass er und seine Frau nebeneinander auf dem Laufband standen und jemandem den Weg versperrten, der es eilig haben *könnte*.

Die Dunstons mussten acht Dollar bezahlen, was nach einhelliger Meinung viel Geld für zwei Becher Kaffee war. Immerhin waren es große Becher, und man befand sich quasi in den Ferien. Es war zwar keine Reise nach Florida, aber dazu konnte man sich auch nicht spontan entschließen, schon gar nicht bei den ständig steigenden Spritpreisen.

Während sie redete, wühlte Mrs. Dunston in ihrer riesigen Handtasche. Zuletzt fand sie ihr Portemonnaie, aber dann war offenbar die Kasse geschlossen, und man einigte sich, den Kaffee auf die Hotelrechnung zu setzen. Auf diese Weise erfuhr ich ihren Namen und ihre Zimmernummer: 302.

Alles, was mich jetzt beschäftigte, war, zu welcher Zeit ich ihren Weckruf anmelden sollte. *Mal sehen, wie gesprächig du um vier Uhr früh bist,* dachte ich.

Danach musste das Portemonnaie wieder in der Handtasche verstaut und der Reißverschluss fest zugezogen werden, bevor sie ihren Becher von der Theke nahm und sich wortreich verabschiedete.

Als die beiden endlich in Richtung Aufzug schlurften, trat ich an die Theke, in der Hoffnung, die junge Frau würde mit den Augen rollen und mir so zu verstehen geben, dass man sich für Leute wie die Dunstons irgendetwas einfallen lassen musste. Sie tat es aber nicht, und ich beschloss, sie genauso zu hassen wie zuvor die beiden Alten. Als sie mir erklärte, sie hätten leider keinen ganz normalen Kaffee, hasste ich sie nur noch mehr.

»Ich kann Ihnen einen leckeren Cappuccino machen«, sagte sie. »Oder einen Eiskaffee Latte, vielleicht?« Das letzte Wort war an meinen Rücken gerichtet, da ich bereits zum Ausgang stürmte. Ich lief die Straße entlang und um die Ecke zu einem *richtigen* Café. Das mit Piercings und Tattoos übersäte Personal empfing mich mit finsteren Blicken, und während ich einen Kaffee bestellte, war ich sicher, sie würden die Dunstons mindestens ebenso sehr, wenn nicht gar mehr hassen als mich in diesem Augenblick.

MÜLL

Ich weiß auch nicht genau, warum, aber wenn Hugh und ich uns einmal irgendwo niederlassen, neigen wir dazu, uns nicht mehr vom Fleck zu bewegen. Viele Jahre haben wir in Frankreich gelebt, doch bis auf ein einziges Wochenende in Arles habe ich nie die untere Hälfte des Landes besucht. Genauso war es nach unserem Umzug nach England. Wir kannten London, aber alles außerhalb war ein großes Geheimnis für uns, eine Art »da draußen«, das wir uns »eines Tages« ansehen würden. Dieser Tag kam im Sommer 2010, als wir Freunde in West Sussex besuchten. Sie hatten uns gesagt, die South Downs wären reizend, aber wir waren nicht darauf vorbereitet, *wie* reizend sie waren; die massigen, kalksteingesprenkelten Hügel waren so grün, dass wir unsere Augen zusammenkneifen mussten. Die Straßen waren schmal und von Bäumen gesäumt, deren Kronen über uns ein Dach bildeten. Alle Häuser hatten Namen, und auch das schien zauberhaft. Unsere Freunde lebten in The Old Manor, unweit eines Ortes, der The Granary hieß. Hugh und ich blieben nur eine Nacht, aber dies reichte, um uns zu überzeugen – in der Art, wie furchtbare, kinderlose Paare von solchen Dingen zu überzeugen sind –, dass wir so schnell wie möglich unser Ferienhaus in der Normandie verkaufen und uns in West Sussex niederlassen mussten.

Zurück in London, gingen wir ins Internet und fanden zwei Objekte im Rahmen unserer Preisvorstellungen. Das eine hieß Faggots Stack und lag zwischen den Dörfern Balls Cross und Titty Hill. Auch unbesehen sprach alles dafür. Ich hätte es allein wegen der Postadresse genommen, aber Hugh wollte etwas Verfalleneres, also entschieden wir uns für Objekt zwei, ein Cottage. Angeblich über vierhundert Jahre alt, wurde es allein mit offenen Kaminen und einigen tragbaren Elektroradiatoren beheizt. Die Hälfte der Fenster klemmte, und die andere Hälfte war undicht und ließ Feuchtigkeit ins Haus, sodass die Bodendielen faulten und sich große Schimmelpilze bildeten, die wie Frost an den bröckelnden Wänden hingen. Im Garten hatte es ein Schwein gegeben, das gestorben war – »vor Scham«, wie Hugh vermutete –, so heruntergekommen war das knapp ein Hektar große Grundstück, ein Minenfeld aus zerschlagenen Glasflaschen, leeren Schrotgewehrpatronen und den Laschen von Bierdosen.

Am Rand stand in sich zusammengesunken das zweistöckige Cottage. Ursprünglich aus Stein erbaut, hatte man es zuerst mit Ziegeln und später mit einer Substanz geflickt, die aussah wie schmutzige Schneebälle. Die Fenster im Erdgeschoss hatten Scheiben so groß wie Tarotkarten, was hübsch aussah, genau wie das Balkenmuster der Innenwände. Auch über die Decken verliefen Balken, alle von Würmern und Käfern zerfressen.

»Wir nehmen es«, sagte Hugh zu mir, als wir am Wohnzimmerfenster standen und das Obergeschoss noch gar nicht gesehen hatten. Bei einer so bukolischen Aussicht – grasende Schafe im Schatten dieser großen, grünenden Hügel –

schien alle anfallende Arbeit nebensächlich. »Gib den Leuten, was sie verlangen, am besten noch heute, damit wir gleich anfangen können.«

Hätte ich auch nur kurz gezögert, hätte er mich verlassen. So ist Hugh. Man stellt sich ihm nicht in den Weg, das habe ich vor langer Zeit gelernt. Ich habe aber auch gelernt, ihm zu vertrauen, besonders was Immobilien angeht. Abgesehen von der Aussicht gefiel ihm, dass das Haus nicht aufgemöbelt worden war: keine Wandschränke aus Rigips oder Duschkabinen, die man einfach nur herausreißen und erneuern musste. Weil das Haus unter Denkmalschutz stand, durften kaputte Fenster zwar erneuert, aber nicht durch Doppelglasfenster ersetzt werden, denn die hätten die historische Kälte nicht reingelassen. Dachrinnen und Kamine konnten ausgebessert werden, aber man durfte keine Dachfenster einbauen oder die Wände isolieren, weil dadurch die alten Holzbalken nicht mehr sichtbar wären. Als Hugh fragte, ob er eine Küchentür einen halben Meter nach links versetzen könne, war die Antwort nicht bloß »Nein«, sondern eher »Um Gottes willen«. Gerade so, als hätten wir nach Eiswürfel für unseren Wein gefragt und man hätte uns gesagt: »Igitt, wer sind *Sie* denn?«

Wir kauften das Haus Ende Juli und gaben den Vorbesitzern drei Monate Zeit zum Ausziehen. Ich war im Ausland, als Hugh die Schlüssel bekam und die Handwerker mit der Arbeit begannen, die sich in eine einjährige Belagerung auswachsen sollte. Vieles davon konnte man nicht einmal sehen. Ich meine damit die Abwassergräben und Klärgruben. Das antike Dach wurde erneuert und nachher mit den gleichen flechtenüberzogenen Dachziegeln gedeckt, sodass es aussah wie vorher. Die verfaulten Bodendielen wurden herausgerissen, der Schimmelpilz wurde bekämpft, und dann rückten der Klempner und der Elektriker an.

Während die Handwerker im Cottage arbeiteten, wohnte Hugh im ehemaligen Stall, der später in ein Gästehaus umgewandelt worden war, allerdings eines von der Sorte, mit der man sich Gäste entweder vom Leib halten oder sie an einem Ort festhalten wollte, damit sie dort langsam vor Gram eingingen. Besonders schlimm war es im Winter, wenn man direkt vor dem offenen Kamin stehen musste, um warm zu werden. Man drehte sich vor dem Feuer wie ein Gyrosspieß und überlegte, wann der nächste Zug zurück nach London ging.

Als ich wieder im Land war und zu Hugh in den Stall zog, war es bereits Dezember, und ich bemerkte zahlreiche Dinge, die mir bei meinem ersten Besuch entgangen waren. Zum Beispiel den Segelflugclub in anderthalb Meilen Entfernung. Auf ihrer Website schwärmen die Mitglieder davon, wie friedlich ihr Hobby ist. Womit sie durchaus recht haben, die Segelflieger *sind* ruhig. Die Propellermaschinen hingegen, die sie in die Luft bringen, sind wie fliegende Kettensägen, und an einem klaren Tag hört man sie praktisch ununterbrochen.

Was mich aber am meisten aufregte, war der viele Müll am Straßenrand. In London ist es so, dass etwas nicht als Abfall zählt, wenn man es auf eine Mauer legt oder zwischen die Ritzen eines Zauns steckt. Nur wenn es auf dem Boden liegt, ist es *Müll,* und dann ist der Wind dran schuld und nicht man selbst. Es ist frustrierend, aber in der Stadt habe ich mich an den Müll gewöhnt. Auf dem Land aber, und noch dazu in einer so bezaubernden Landschaft, bricht es einem das Herz und gehört zu den Dingen, die einen nicht mehr loslassen, wenn man sie einmal bemerkt hat.

Von unserem Grundstück aus blickt man auf eine sich windende, von Bäumen gesäumte Straße, die nach Amberly führt, einem so malerischen und penibel gepflegten Dorf, dass es einem beinahe unecht vorkommt, wie eine Filmkulisse. »Ich glaube, da will uns jemand auf den Arm nehmen«, sagte ich, als ich es das erste Mal sah. Es ist einfach zu viel: der gemütliche Pub, die Kirche aus dem zwölften Jahrhundert und etwa zwei Dutzend bildschöne Cottages, viele davon mit schiefen Strohdächern. Der Mittelpunkt des Dorflebens ist ein kleines Lebensmittelgeschäft, und auf dem Weg dorthin, an jenem ersten Dezembernachmittag, sah ich mehr Abfälle als in den fünfzehn Jahren in der Normandie. Zu einer Frau am Straßenrand sagte ich: »Hat hier gerade ein Umzug stattgefunden?«

Als ich unsere Nachbarn auf den Müll ansprach, stimmten sie mir zu, dass es eine Schande sei. »Vor dreißig Jahren war das noch nicht so«, sagte die Frau im Haus rechts von uns. Sie konnte mir nicht sagen, warum es sich verändert hatte. Es gehörte einfach zum allgemeinen Niedergang. So ähnlich wie Graffiti, die sich unausweichlich ausbreiteten, bis die Leute es aufgaben, dagegen anzukämpfen. Und um sich weniger hilflos zu fühlen, beschlossen sie, es sei Kunst. Ich versuchte, den Müll auf die gleiche Weise zu betrachten: *Oh, wie das Licht von der Wodkaflasche reflektiert wird! Und da das leuchtend blaue Bonbonpapier, das einen so lebendigen Kontrast zu den braunen Blättern bildet.* Es funktionierte allerdings nicht.

An meinem zweiten Tag im neuen Haus stieg ich auf mein Fahrrad und fuhr nach Pulborough. Die ersten Meilen führen über schmale Wege durch einen prächtigen Wald, der weitgehend frei von Unterholz ist. Die Rehe können rascher davonspringen, und man sieht den Müll besser, manchmal ganze Säcke voll. Es ist Haushaltsmüll, den die Leute aus dem einen oder anderen Grund loswerden wollen. Sie entsorgen auch ihre Elektrogeräte: Mikrowellen, Fernseher und alte Stereoanlagen werden im Wald abgeladen, als würden sie sich dort wohler fühlen. Es gibt eine Müllkippe, wo man diese Dinge hinbringen könnte, aber das kostet Geld, und man müsste einen Umweg fahren, warum sie da nicht den Füchsen überlassen? Die mögen doch Stereoanlagen, oder? Und Sandwichtoaster mit ausgefranstem Kabel? Baustoffe sind ebenfalls eine große Nummer — Lackkanister, zerbrochene Betonziegel. Fugenmasse. Heißwasserboiler.

Auf der anderen Seite des Waldes verläuft eine viel befahrene Straße. Ich war einen halben Kilometer darauf unterwegs, als ich einem Mann begegnete, der Müll in einen Plastiksack stopfte. Er war etwa Ende vierzig und trug eine Wollmütze, die er tief über die Stirn gezogen hatte. »Entschuldigen Sie«, sagte ich, »aber werden Sie dafür bezahlt?«

Es war ein regnerischer Tag, und während ein Wagen vorbeibrauste und mich mit Matsch bespritzte, sagte der Mann, dass er es freiwillig mache. »Ich lebe hier in der Gegend, und wenn der Müll zu viel wird und ich es einfach nicht mehr ertragen kann, dann gehe ich los und sammle ihn ein.«

Ein zweiter Wagen fuhr vorbei, und ich sagte etwas sehr Drolliges. »Wissen Sie«, sagte ich zu ihm, »... Sie sind wahrhaftig ein ... vorbildlicher ... Bürger.«

Mit brennendem Gesicht fuhr ich davon, aber als ich später über meinen kauzigen Kommentar nachdachte, war ich froh, angehalten und dem Mann ein Zeichen der Anerkennung gegeben zu haben. Ich hatte damit kein Leben verändert, aber während die Wochen vergingen und *ich* schließlich zu dem Mann am Straßenrand wurde, lernte ich den Wert aufmunternder Worte zu schätzen.

Wenn man Müll aufsammelt, gehen die Leute automatisch davon aus, dass man etwas ausgefressen hat und zu Sozialstunden verdonnert wurde. *Ist das der Knabe, der in der Nachbarschaft die Geräteschuppen aufgebrochen hat?*, überlegen sie. *Oder der die Batterien aus parkenden Autos gestohlen hat?* Zuerst machte ich mir Sorgen, was die Leute über mich dachten, aber dann brach meine wahre Natur durch, und die Sache wurde zur Obsession. Danach gab es keinen Platz mehr für irgendjemand anderen, außer gelegentlich für Hugh, der seinen Teil beiträgt, aber nicht bereit ist, für jede Plastiktüte am Straßenrand anzuhalten. Man kann mit ihm über Müll reden, doch wenn das Gespräch auf die Kosten für Heizöl oder darauf, wie man Pflastersteine verlegt, kommt, ist ihm das auch recht. Für mich hingegen gibt es kein anderes Thema.

Das also ist seit unserem Umzug nach West Sussex aus mir geworden: An einem guten – das heißt trockenen – Tag ist meine Kleidung nicht schlammverkrustet, sondern ganz normal verdreckt, weil ich unter Zäune gekrochen bin und Lucozadeflaschen eingesammelt habe, ein Energydrink, der den Leuten die Kraft verleiht, die Flaschen beim nächsten Mal noch weiter ins Gebüsch zu werfen. Meine Arme sind von Brombeersträuchern zerkratzt, aus denen ich leere

Chipstüten gefischt habe. Das Angebot in England ist riesig und so abwechslungsreich wie Astronautennahrung. Man findet Geschmacksrichtungen wie »Argentinisches Steak vom Holzfeuer« oder »Eichhörnchen nach Cajun-Rezept«.

Seit mein Leben darin besteht, Straßenränder sauber zu halten, sind meine Fingerspitzen vom Aufhebeln unzähliger Kronkorken schwarz wie abgebrannte Streichhölzer. Fast immer habe ich Blätter und Zweige in den Haaren, und weil ich weiß, dass ich mich dreckig mache, kleide ich mich dementsprechend: in Lumpen, wie ein Landstreicher.

»Sie brauchen einen vernünftigen Stock«, erklärte mir ein Nachbar. »Mit einem Nagel an der Spitze. Dann brauchen Sie sich nicht mehr zu bücken.«

Ein hübscher Gedanke, aber mit einer Harpune würde ich den Leuten noch absonderlicher vorkommen. Außerdem dürfte sie schwer zu transportieren sein. Zu Anfang zog ich zu Fuß los, aber seit sich mein Radius erweitert hat, fahre ich mit dem Rad, einen Müllsack auf den Gepäckträger geklemmt und einen zweiten, sehr viel größeren, vorne in meinem Korb balancierend. Auf dem Rücken habe ich einen Rucksack mit leeren Müllbeuteln und Feuchttüchern. Die brauche ich, wenn ich schmutzige Windeln und Packungen mit verdorbenem Fleisch aufhebe, in denen sich die Maden tummeln. »Lass es liegen«, sage ich mir, aber wenn ich das täte, wäre die Straße nicht sauber, sondern nur *beinahe* sauber, was das Gleiche wie ziemlich verschmutzt ist.

Wenn ich durch den Wald nach Hause radle, spähe ich über den vollen, schwankenden Müllsack und betrachte den Lohn meiner Mühen: nicht eine einzige Zigarettenkippe, die die Aussicht trübte. *Erfreue dich dran, solange du kannst,* denke ich, morgen früh sieht es schon wieder anders aus. Einmal fand ich einen Kinderwagen, dessen Sitzfläche verbrannt war, als hätte das Kind plötzlich Feuer gefangen. Einige Wochen später entdeckte ich ein Pornomagazin, aber meistens sind es immer die gleichen Abfälle, Chipstüten, leere Bier- oder Red-Bull-Dosen und unzählige Cadbury-, Twix- oder Marsriegelverpackungen. Limonade und Süßigkeiten deuten auf Kinder hin, aber der Umweltschutzorganisation Campaign to Protect Rural England nach gibt ein Viertel der Bevölkerung unumwunden zu, Abfälle aus dem Wagenfenster zu werfen. Das sind dreizehn Millionen Menschen, deren Müll ich einsammle, und nicht einer dankt es mir.

Eines Nachmittags zeigte Hugh auf der Rückfahrt vom Strand auf eine McDonald's-Tüte, deren Inhalt sich über den Asphalt verteilte. »Ich würde sagen, jedes Unternehmen, dessen Produkte auf der Straße herumliegen, wird automatisch geschlossen«, sagte er. Mittlerweile reden wir so, als ob unsere Sätze irgendein Gewicht hätten und nach unserem Willen durchgesetzt werden könnten, als wären wir Könige oder Zauberer. »Also Schluss mit McDonald's und Coca-Cola — ein für alle Mal.«

»Das würde dir nicht wehtun«, sagte ich. Hugh trinkt weder Limonade, noch isst er Big Macs. »Aber wie sieht es bei Sachen aus, die du brauchst, zum Beispiel Farbe? Davon liegen jede Menge Eimer im Wald rum.«

»Na schön«, sagte er. »Weg damit. Dann mache ich meine Farbe eben selbst.«

Wenn jemand Farbe selbst herstellen kann, dann Hugh.

»Und was ist mit Pinseln?«

»Ich bitte dich«, sagte er und schaltete einen Gang höher. »Die mache ich im Schlaf.«

Ein paar Tage später, auf der Rückfahrt vom Metzger in Pulborough, erklärte er mir seine Idee mit dem Bocksbeutel aus Ziegenleder. »Jeder bekommt einen, und wenn man einen Softdrink kauft oder einen Kaffee, wird er in diesen Beutel gefüllt.« Er schien hochzufrieden mit sich. »Man könnte auch ein Band dranmachen«, sagte er. »Wie bei einer Feldflasche, bloß wäre das Ding nicht so hart.«

»Und wenn die Leute dann die Beutel aus dem Fenster werfen?«

»Ihr Pech«, sagte er. »Denn jeder bekommt nur einen einzigen.«

»Und wie willst du sie zwischendurch säubern?«, fragte ich. »Was macht jemand, der morgens Milch und zu Mittag Wein trinken will? Würde der Geschmack sich nicht vermischen?«

»Ach ... sei still«, sagte er.

Nachts liege ich wach im Bett und plane meinen Einsatz für den kommenden Tag. Aufgehalten werde ich vor allem dadurch, dass immer neuer Müll nachkommt und ich das gleiche Stück Straße, das ich einen oder zwei Nachmittage zuvor gesäubert habe, erneut abgehen muss. *Wie hat mein Leben vorher ausgesehen?*, frage ich mich. Mit irgendetwas muss ich mich doch beschäftigt haben?

Mit Beginn der warmen Jahreszeit wurde der Aufenthalt im Stall etwas angenehmer. Drei Freunde aus den Staaten kamen zu Besuch, einer im Juli und zwei im August. »Hat jemand Lust, Müll am Straßenrand einzusammeln?«, fragte ich.

Und alle drei antworteten: »Aber gerne. Das hört sich lustig an!«

Ich hatte das Gefühl, der Gemeinderat von Horsham hätte sich ein kleines bisschen erkenntlich zeigen und ihnen etwa eine Eintrittskarte für Arundel Castle spendieren können. Die Müllbeseitigung ist Aufgabe der Kommunalverwaltung, aber um alle Straßen sauber zu halten, bräuchten sie mehrere Hundert Arbeiter. Und solange die Leute weitermachen wie bisher, wie viel könnten sie da bewirken?

»Ich will niemanden verurteilen, aber werfen Sie manchmal Müll aus dem Wagen?«, fragte ich die Handwerker am Haus. Alle verneinten es, und ich sagte: »Wirklich, Sie können ruhig ehrlich zu mir sein.«

Ich fragte den Kassierer im Dorfladen, den Besitzer der Teestube, den Metzger. »Nein«, erwiderten alle. »Niemals.«

Ich finde eine halb leere Schachtel Doughnuts und stelle mir vor, wie ein Mensch auf Diät sie mit seiner speckigen Hand wegwirft und jammert: »Schnell weg damit.« Vielleicht sind die großen Bierdosen und die leeren Schnapsflaschen aus ähnlichen Gründen aus dem Fenster geflogen. Es geht um Verweigerung, sage ich mir, oder, nein, es geht um Wut, bietet nicht jedes Stück Abfall die Gelegenheit zu sagen: »Verpiss dich«?

Auf der Suche nach einer Erklärung stelle ich mir einen willensschwachen Weight-Watcher, einen Alkoholiker oder einen aufsässigen Teenager vor, aber die größte Umweltsünderin, die ich je kannte, war meine Großmutter, die 1976 starb. Diese Frau warf alles aus dem Wagenfenster, solange es durchpasste.

»Was zum Teufel machst du da?«, rief mein Vater jedes Mal, worauf sie erst einmal überlegte, was er meinte. *Weil sie gefurzt hatte? Nein? Oder weil sie eine Papiereinkaufstüte auf die Straße geworfen hatte? Was war daran falsch?* Für Yiayiá zählte nicht, wie sauber es draußen, sondern wie sauber es drinnen war. Ein aufgeräumter Kombi fiel auf einen selbst zurück, aber eine aufgeräumte Landschaft, was sollte das sein? Man brauchte bloß den Himmel anzusehen, verschandelt mit lauter Wolken, oder die vielen Muscheln am Strand. Was war daran anders als an hundert Dosen in einem Graben?

Meine Großmutter fuhr nicht Auto, aber wenn, hätte sie eine endlose Abfallspur hinterlassen. Man braucht nicht viele Leute, um den Grünstreifen in eine Müllhalde zu verwandeln. Eine Handvoll Entschlossener reicht aus. Immer wieder finde ich eine Plastikflasche Diet Coke, in der das sorgfältig gefaltete Papier eines Marsriegels steckt. Ich stelle mir vor, jemand gönnt sich einen Snack nach der Arbeit und glaubt, er habe seinen Teil geleistet, indem er das Papier in die Flasche schiebt. Doch auch wenn er aus zwei Teilen Abfall eins gemacht hat, darf er sich erst dann auf die Schulter klopfen, wenn er gelernt hat, den Müll bei sich im Wagen zu behalten. *Wer bist du?*, dachte ich, als ich das erste und dritte und fünfte Mal eine dieser Flaschen aufhob. *Bist du dir bewusst, dass es vierhundert Jahre dauern wird, bis sich das Plastik zersetzt hat, oder ist das für dich so belanglos, wie die Toilettenspülung zu betätigen?*

»Die Regierung müsste von jedem eine DNS-Probe nehmen«, sagte ich. »Wenn man eine Flasche oder Dose auf der Erde findet, muss man nur einen Abgleich mit den Spuren am Flaschenhals oder am Deckel machen, und die Person landet im Gefängnis.«

»Und wenn sie den Inhalt in ein Glas gekippt haben?«, fragte Hugh.

»Musst du immer alles so kompliziert machen?«, erwiderte ich.

Es ist wirklich armselig. Da kommen zwei frisch Zugezogene und glauben, alles liefe bestens, wenn sie die Leute, die hier geboren und aufgewachsen sind, von Grund auf umgekrempelt haben. Manchmal rede ich mir ein, das sei möglich, auch wenn ich in meinem tiefsten Inneren ahne, dass das bloß Müll ist.

TAGEIN, TAGAUS

Sieben ist ein wahrhaft wunderbares Alter. Für zwei Tage. So lange kommen meine Freundin Pam und ihr Sohn Tyler, der in die zweite Klasse geht, gewöhnlich zu Besuch. Er ist in der Phase, wo er mir alles nachmacht. Dazu gehören, ein Button-down-Hemd zu tragen, »Galveston« – ein Lied, das durch Glen Campbell bekannt wurde – zu singen, bis alle ihn anflehen, um Gottes willen damit aufzuhören, und mit einem kleinen Spiralnotizblock durch die Gegend zu laufen. Bei seinem letzten Besuch in West Sussex schenkte ich ihm einen, und er steckte ihn genau wie ich zusammen mit einem Stift in die Tasche. An diesem Nachmittag fuhr Hugh mit uns nach Arundel, um das Schloss zu besichtigen. Auf dem Rücksitz lag eine Ausgabe der Lokalzeitung, und als ich unterwegs darin blätterte, stieß ich auf die Schlagzeile: »Möglicherweise gefährliche Oliven im Umlauf.«

»Hmm«, sagte ich und notierte die Zeile in meinen Notizblock.

Tyler machte es mir nach, allerdings ohne rechte Überzeugung. »Warum machen wir das noch mal?«

»Das ist für dein Tagebuch«, sagte ich. »Am Tag schreibst du dir Dinge auf, und am nächsten Morgen arbeitest du sie aus.«

»Aber warum?«, fragte er. »Wozu soll das gut sein?«

Die gleiche Frage stelle ich mir jeden Tag seit dem 5. September 1977. Ich konnte am 4. September noch nicht wissen, dass ich am folgenden Nachmittag damit beginnen würde, Tagebuch zu schreiben, oder dass ich es in den kommenden fünfunddreißig Jahren und noch länger beibehalten würde. Ich hatte es nicht vor mir hergeschoben, aber nachdem ich einmal angefangen hatte, wusste ich, dass ich nicht aufhören konnte. Und ich wusste auch, dass es kein Journal, sondern ein altmodisches Untersteh-dich-darin-zu-lesen-Tagebuch werden würde, wie junge Mädchen es schreiben. Beide Ausdrücke werden oft synonym gebraucht, obwohl ich das nie verstanden habe. In beiden steckt das Wort »Tag«, aber ein Journal ist in meinen Augen ein Ideenspeicher – die Ergüsse des Geistes sozusagen. Bei einem Tagebuch hingegen geht es um die Ergüsse des Herzens. Ein Journal zu führen kam etwa zur gleichen Zeit in Mode, als die Leute anfingen, Dinge in Sammelalben zu kleben, und bedeutet nichts weiter, als dass man ein bisschen schräg ist und zu viel freie Zeit hat.

Ein paar Dinge haben sich seit dem ersten Eintrag von 1977 geändert, aber mein Eifer hat nie nachgelassen, und ich lasse nicht mehr als ein oder zwei Tage im Jahr aus. Es hat nichts damit zu tun, dass ich mein Leben für bedeutsam halte oder mir einbilde, zukünftige Generationen könnten sich dafür interessieren, dass mir am 6. Juni 2009 eine Frau mit einer taubstummen, drogenabhängigen Schwiegermutter beibrachte, wie man »Ich brauche dich, um mich davon abzuhalten, ein Arschloch zu sein« in Zeichensprache sagt. Vielleicht kommt es auch einfach nur meiner zwanghaften Natur und deren Bedürfnis entgegen, jeden

Morgen zu genau der gleichen Zeit die gleiche Sache zu tun. Einige Sitzungen dauern länger als andere, aber die Länge hat mehr mit meiner jeweiligen Stimmung zu tun als mit den vorgefallenen Ereignissen. Einmal traf ich Gene Hackman und schrieb dreihundert Wörter darüber. Sechs Wochen später beobachtete ich, wie ein Tausendfüßler einen Wurm tötete, und füllte damit zwei Seiten. Und dabei *mag* ich Gene Hackman.

Zu Beginn schrieb ich mein Tagebuch auf Platzsets aus Papier. Mein Freund Ronnie und ich trampten zu der Zeit die Westküste entlang. Ich schrieb regelmäßig Briefe und Postkarten an meine Freunde daheim, aber weil ich keine feste Adresse hatte, konnte niemand mir antworten. Und deshalb fing ich an, mir selbst zu schreiben. Die Aufzeichnungen dieser ersten Jahre kann man nur mit einiger Anstrengung noch einmal lesen, nicht weil sie langweilig wären – ein Tagebuch hat alles Recht, langweilig zu sein –, sondern weil die Ausdrucksweise so furchtbar gestelzt ist. Es ist wie Lyrik von jemandem, der nie Gedichte gelesen hat, aber zu glauben scheint, sie beständen vor allem aus kleingeschriebenen Wörtern und

jeder menge
leerer
Absätze.

Ich würde gerne erfahren, wie teuer damals ein Besuch im Waschsalon war – *irgendetwas* Konkretes –, aber es ist alles nur Geschwafel. Ich lebte in Wohnungen ohne Schlösser an den Türen, und vielleicht befürchtete ich, wenn jemand mein Tagebuch fand und entdeckte, wie ich tatsächlich war, würde er mich für geistlos und bürgerlich halten, weit entfernt von dem Künstler, als den ich mich selbst sah. Statt also meinen ersten Arbeitstag im Carolina Coffee Shop zu beschreiben, schrieb ich einhundert Mal mit einem roten Stift: »Ich habe nicht *Star Wars* gesehen.«

Nachdem ich einige Monate auf Platzsets geschrieben hatte, wechselte ich zu Notizbüchern mit festem Einband und begann, um meine Einträge herum Dinge wie Mietquittungen oder Kinokarten einzukleben – Fundsachen, die mir letztlich viel mehr verraten als das Geschriebene. Dann kam eine peinliche Zeichenphase, gefolgt von einem fast genauso peinlichen Collagenspleen. 1979 begann ich damit, mein Tagebuch mühselig mit einem Finger zu tippen und die Seiten zwischen handbemalte Pappdeckel binden zu lassen. Das bedeutete, dass ich nun nicht mehr an öffentlichen Orten schrieb, meistens in Pfannkuchenhäusern, zuweilen mit einem Barett auf dem Kopf, sondern zu Hause, in einer richtigen Wohnung mit einem Schloss an der Tür.

Vielleicht war es die Privatheit, die mir erlaubte, mich zu entspannen und in meiner Haut wohlzufühlen. Im Juni dieses Jahres schrieb ich, dass der Benzinpreis in vier Bundesstaaten auf einen Dollar pro Gallone geklettert war – »Einen Dollar!«. Ich schrieb, dass, nachdem unsere Schäferhündin, Mädchen II, ins Bett meiner Eltern gepinkelt hatte, meine Mutter eine neue Dimension des Fluchens erreichte, indem sie die Hündin »einen verdammten Motherfucker« nannte. Endlich schrieb ich über meine Welt und notierte

Dinge, die der Erinnerung wert schienen. Dann entdeckte ich Crystal Meth und machte zwei Riesenschritte rückwärts. Die folgenden sechs Tagebücher bestehen aus einem einzigen, mit zittriger Hand geschriebenen Satz, einem ebenso humorlosen wie wichtigtuerischen Fiebertraum. Erst kürzlich versuchte ich ihn noch einmal zu lesen und fragte mich nachher: *Wer ist dieser nervtötende Junkie?*

Ich wollte ihn verleugnen, aber darin liegt die unerbittliche Macht eines Tagebuchs: Es erweckt nicht nur die Person zum Leben, die man einmal gewesen ist, sondern es reibt sie einem praktisch unter die Nase und erinnert einen daran, dass man sich nicht stetig weiterentwickelt. Wie oft hat man aus seinen Fehlern nichts gelernt. Man ist nicht weiser, sondern einfach nur älter geworden, und aus dem Fünfundzwanzigjährigen, der zugedröhnt unabsichtlich auf das Kätzchen seiner Freundin Katherine pinkelte, wurde der Fünfunddreißigjährige, der sternhagelvoll in den Sandkasten seiner Grundschule strullte. »Der Sandkasten!«, sagte meine Schwester Amy damals. »Hast du vergessen, dass da die kleinen Kinder reinpinkeln müssen?«

Mein Tagebuch fing sich wieder, nachdem ich vom Speed runtergekommen war. Der Ausdruck war immer noch unbeholfen, aber zumindest weitete sich der Fokus. Ich hatte zu der Zeit keinen Fernseher, aber ich schrieb viel über Sendungen im Radio. Hin und wieder schaltete ich einen Musiksender ein, aber viel lieber hörte ich den Leuten beim Reden zu, selbst wenn mich das Thema nicht interessierte – Sport zum Beispiel, oder die Wahrscheinlichkeit, dass Jesus innerhalb der nächsten Stunden zurückkehren werde.

Eine noch größere Rolle in meinem Tagebuch spielte das Radio, als ich 1984 nach Chicago zog und jeden Sonntagabend *Getting Personal* hörte, was von einer Frau namens Phyllis Levy moderiert wurde. Heutzutage kann man überall Sextherapeuten im Radio hören, aber *Getting Personal* war kein Podcast oder Satellitenprogramm, und man konnte nicht einfach frei daherreden. Phyllis Levy lief auf einem kommerziellen Sender. Sowohl sie als auch ihre Anrufer mussten genau auf ihre Wortwahl achten und Wörter wie »Vergnügen bereiten« oder »Körperöffnung« benutzen, die irgendwie viel verdorbener klangen als die gebräuchlicheren Alternativen.

Ich schrieb oft darüber, wie offen und verständnisvoll diese Frau war. Ich erinnere mich nur an eine einzige Situation, in der sie eine Grenze zog, und zwar als ein Anrufer mit der leeren Augenhöhle seiner halb blinden Frau Sex haben wollte. Im Nachhinein glaube ich, dass es nur ein Scherz war. Ich meine, im Ernst, wer würde so etwas tun? Man muss es Phyllis hoch anrechnen, dass sie den Anrufer ernst nahm und ihn behutsam darauf hinwies, angesichts der zahlreichen Höhlen, die uns die Natur schenke, solle man diese eine vielleicht besser unerforscht lassen. Als jemand, der aus North Carolina stammte, konnte ich kaum glauben, dass so etwas im Radio kam. Und das an einem Sonntag! Meist saß ich vor der Schreibmaschine und schrieb alle mich beeindruckenden Fragen und Antworten auf. Über das Sexualleben anderer Leute zu schreiben war ein großer Spaß. Was aber mein eigenes betraf, war ich mehr als zugeknöpft. In meinen frühen Tagebüchern finden sich Einträge wie: »B. kam vorbei und blieb über Nacht« oder: »Nach dem

Essen zweimal sehr eng mit M.« Es gibt keinerlei Details, und schon gar keine vollen Namen. Vermutlich hatte ich Angst, dass, wenn irgendwer je meine Aufzeichnungen lesen sollte, der Sex peinlicher wäre als, ja, was eigentlich? Das Gejammer darüber, *keinen* Sex zu haben?

Während meiner Studienzeit in Chicago bewahrheiteten sich meine schlimmsten Befürchtungen, als jemand, mit dem ich seit längerer Zeit ausging, mein Tagebuch in die Hände bekam. Ich war zu der Zeit nicht in der Stadt und erfuhr später, dass er verletzt gewesen war, nicht durch das, was ich über ihn geschrieben hatte, sondern weil er so gut wie gar nicht darin vorkam. Tatsächlich nahm mein Friseur darin mehr Raum ein als er, und natürlich die Ereignisse an der Uni. Zu Beginn meines zweiten Jahres schrieb ich mich für einen Kurs in kreativem Schreiben ein. Die Dozentin, eine Frau namens Lynn, verlangte, dass jeder ein Journal führte und es zweimal im Verlauf des Kurses einreichte. Das bedeutete, dass ich zwei Tagebücher schreiben musste, eins für mich selbst und ein zweites, sorgfältig überarbeitetes, für sie.

Die zuletzt von mir eingereichten Einträge waren von der Art, wie ich sie heute manchmal vor Publikum vorlese, die 0,01 Prozent, die irgendwie als unterhaltsam durchgehen können: ein zufällig aufgeschnappter Witz, der Spruch auf einem T-Shirt, irgendwelches Insiderwissen, das mir eine Kellnerin oder ein Taxifahrer zugesteckt haben. Ich stöbere nach solchen Dingen in meinem Tagebuchregister, das über alles Belanglose hinweggeht und nur solche Einträge nennt, die ich vielleicht irgendwann einmal gebrauchen kann.

Band 87: 15.5., Lisa steckt eine gebrauchte Binde in die Waschmaschine, und ihr Mann glaubt, es sei ein Schulterpolster.

Band 128: 23.1., Beim Anprobieren einer Jacke sagt die Verkäuferin, sie sei wasserdicht, wenn »es nur ein bisschen regnet«.

Band 129: 6.4., Ich schreibe meine E-Mail-Adresse für Ian auf, und er sagt: »Oh, mein Gott. Deine Handschrift sieht aus wie die von Hitler.« Anmerkung: Was für eine Sorte Mensch weiß, wie Hitlers Handschrift aussieht?

Band 132: 5.12., Meine Schwester Gretchen hat einen Heizungsmonteur im Haus, der den Namen Mike Hunt trägt.

Über einen Zeitraum von drei Monaten mag es etwa fünfzig solcher Einträge geben, und sechs, die mit etwas Bearbeitung für eine Lesung infrage kommen. Wenn ich durch das Register blättere, das mittlerweile zweihundertachtzig Seiten umfasst, fällt mir auf, dass meine Einträge sich über die Jahre von eher reflektierenden zu mehr sketchartigen Skizzen gewandelt haben. Es ist fünf Uhr früh in der Lobby des La Valencia Hotel, und zwei Angestellte diskutieren über elterliche Ratschläge. »Ich sage meinen Söhnen, dass sie einer Frau immer die Tür aufhalten sollen«, sagt der Rezeptionsangestellte. Er ist spanischer Herkunft, korpulent und hat viel Silber im Mund. Ein zweiter Mann stopft nicht weit von ihm entfernt Zeitungen in Müllbeutel und nickt zustimmend. »Ich sage ihnen, es spielt keine Rolle, wie die Lady aussieht. Selbst wenn es eine dicke Matrone ist, sieht es vielleicht eine Hübsche, und es ist nicht umsonst gewesen.«

Oder eine Reisende im Eurostar von Paris nach London, eine Amerikanerin in sandfarbener Weste, die mit einem Reiseführer auf ihre Enkelin im Teenageralter einschlägt, bis das Mädchen zu weinen anfängt. »Du bist unsagbar faul und egoistisch«, schimpft sie. »Ganz anders als deine Schwester.«

Sollte ich in sechs Monaten oder einem Jahr oder fünf Jahren beschließen, daraus einen Text zu machen, werde ich mir im Nachhinein vorwerfen, nicht mehr Details aufgeschrieben zu haben. Was für Schuhe trug die Enkelin? Wie hieß der Reiseführer, mit dem die alte Frau auf sie einschlug? Aber wenn man im Detail alles aufschriebe, was einem seltsam oder bemerkenswert vorkommt, hätte man für nichts anderes mehr Zeit. Obwohl ich mich dem immer mehr annähere. Wenn Hugh und ich auf Reisen sind und er sich in Manila oder Reykjavík oder wo auch immer die Gegend ansieht, sitze ich im Hotel und schreibe einen Streit auf, den wir morgens beim Frühstück mitbekommen haben. Es entgeht mir nicht, dass ich mehr Zeit damit verbringe, über das Leben zu schreiben, als es selbst zu leben. Ich bin einer der Menschen geworden, die ich verachte, jene Sorte Leute, die ins Museum gehen und, anstatt sich das großartige Gemälde von Breughel anzusehen, ein Foto davon machen und es damit von einem Kunstwerk in ein Beweisstück verwandeln. Es heißt dann nicht mehr: »Sieh nur, was Breughel geschafft hat, ein solches Meisterwerk zu malen«, sondern: »Sieh nur, was *ich* geschafft habe, nach Rotterdam zu fahren und vor einem Breughel-Gemälde zu stehen!«

Würde ich jedoch das Hotel verlassen, *ohne* in mein Tagebuch zu schreiben, hätte ich das Gefühl, mir würde etwas fehlen, und ich wäre kribbelig und angespannt. Selbst wenn meine Aufzeichnungen nicht weiter von Bedeutung sind, muss ich sie dennoch zu Papier bringen.

»Ich glaube, du leidest unter einer psychischen Störung«, hält Hugh mir gerne vor. Aber wer erweist sich als unersetzlich, wenn er den Namen des Restaurants in Barcelona braucht, in dem es Camembert-Eis zum Nachtisch gab? Oder den Namen der Lieblingsseife seiner Mutter? Oder die Pointe eines Witzes, über den er noch nie lachen konnte? »Ach, du weißt schon. Der mit der Frau, die Plasma gespendet hat«, sagt er.

Natürlich kommt mir das Tagebuch dabei zu Hilfe. »Am 7. Juli 1991 hast du darüber noch ganz anders gedacht«, erinnere ich Hugh eine Stunde nach einem Streit. Ich hätte es ihm gerne früher unter die Nase gerieben, aber es dauert eine Weile, die entsprechende Stelle zu finden.

Auch in meiner Familie kommt mir das Tagebuch sehr gelegen, obwohl es dort die gleiche Rolle wie eine lange verlorene Fotografie spielt. »Erinnerst du dich an den Urlaub in Griechenland, als ich im Bus einschlief und du mir Zahnpasta auf die Lider geschmiert hast?«, frage ich meinen Bruder Paul.

Für passionierte Kiffer sind solche Erinnerungen wie eine Offenbarung. »Moment mal, wir waren zusammen in Griechenland?«

Als Kind dachte ich immer, wenn ich einmal erwachsen wäre, würde ich auch erwachsene Gedanken haben. Ich meinte damit, nicht länger in einer Fantasiewelt zu leben und sich beispielsweise in der Schlange für einen Hamburger oder vor dem Bankautomaten nicht länger vorzustellen, Freundschaft mit einem Gorilla zu schließen oder eine Pille zu entwickeln, die Haare Wasser abweisend macht. Auch in dieser Hinsicht hat mein Tagebuch mich eines Besseren belehrt. Laufend denke ich mir unmögliche Situationen aus: Erst melke ich einen Panda, dann führe ich eine Operation durch, und als Nächstes säubere ich den Bundesstaat Arizona mit einer riesigen Flutwelle. Meine reißerischsten Fantasien hatte ich im November 2011, als jemand mir meinen Computer klaute, von dem ich seit einem Jahr keine Sicherheitskopie mehr gemacht hatte, und ich mir vorstellte, den Kerl zu erwischen. Ich hatte mein Tagebuch bis zum 21. September ausgedruckt, aber die acht darauffolgenden Wochen waren unwiderruflich verloren. »Zwei Monate meines Lebens, einfach ausradiert!«, sagte ich zu Hugh.

Er erinnerte mich daran, dass ich die zwei Monate gleichwohl gelebt hatte. »Die *Zeit* wurde dir nicht gestohlen«, sagte er, »bloß deine Aufzeichnungen davon.« Nach vierunddreißig Jahren Tagebuchschreiben war ich nicht mehr in der Lage, eine so feine Unterscheidung nachzuvollziehen. Zum Glück hatte ich immer noch meine Notizbücher, und sobald die Polizei gegangen war, kaufte ich einen neuen Laptop und setzte mich hin, um die acht verlorenen Wochen zu rekonstruieren.

Die erste Herausforderung bestand darin, meine Handschrift zu entziffern, und die zweite, herauszufinden, worauf sich die Notizen bezogen. Nachdem ich »von einem Unbekannten geschoren« entschlüsselt hatte, dachte ich eine Weile nach, bis mir die Frau auf dem Flughafen in Dallas einfiel. Wir warteten darauf, den Flieger nach San Antonio zu besteigen, und ich bekam mit, wie sie von ihrer Katze erzählte. Sie war langhaarig, ein Kater, glaube ich, und im letzten Sommer war die Frau nach Hause gekommen und musste feststellen, dass er geschoren worden war.

»Na ja, bei der Hitze war es vermutlich das Beste«, sagte ihr Gesprächspartner.

»Aber nicht ich hatte ihn geschoren«, sagte die Frau, »sondern jemand anderes!«

»Ein Unbekannter hat Ihre Katze geschoren?«

»Davon rede ich doch die ganze Zeit!«, sagte die Frau.

Zuletzt hatte ich die zwei fehlenden Monate wieder beisammen, ausgedruckt, und das komplette Tagebuch zu den 136 anderen in meinen verschließbaren Wandschrank gestellt.

»Was soll ich damit machen, wenn du stirbst?«, will Hugh wissen.

So wie ich es sehe, kommt nur eine Erdbestattung oder Einäscherung infrage. »Aber heb die Einbände auf«, sage ich. »Die Einbände sind hübsch.«

Und der siebenjährige Tyler? Wer weiß, wie lange er durchhält? Das Tagebuch eines Kindes ist genau wie die Kinderzeichnung eines Hauses eine ziemlich einfache Sache. »Wir waren in einem Schloss. Das war toll. Dann waren wir noch in einem Minizoo. Das war auch toll.«

Ich dachte, mein Eintrag vom 11. August würde mit meinem kleinen Unfall im Schloss beginnen. Wir sahen uns die Gartenanlagen an, als ich ausrutschte und vor den Augen der zahlreichen Besucher stürzte. Jemand rief: »Den Mann nicht bewegen!«, wodurch ich mir zu meinem Missgeschick obendrein auch noch alt vorkam.

Mit brennendem Gesicht erhob ich mich vom Boden.

»Das Gleiche ist mir vor gar nicht langer Zeit auch passiert«, versuchte Pam mich zu trösten.

»Das kommt davon, wenn man nicht aufpasst«, schimpfte Hugh.

Tyler sagte schlicht und ehrlich: »Das sah lustig aus.«

Ich zog mein Notizbuch hervor und schrieb: »Im Garten gestürzt« – als hätte ich es bis morgen vergessen, wenn ich zu meinem Schreibtisch humpelte. Im Kopf formulierte ich den Tagebucheintrag – wie sehr ich mich geschämt hatte, der stechende Schmerz in meinem Knie, das knirschende Geräusch, mit dem ich über den Kiesweg gerutscht war –, als wir zum Streichelzoo des Schlosses kamen und ich etwas beobachtete, das meinen Sturz von der ersten Seite nach hinten unter »Vermischtes« verschob. Es gab nicht viel zu sehen: ein paar Hühner, eine Meerkatzenfamilie und ein oder zwei Ponys. In einem großen Käfig waren zwei Frettchen, und gleich daneben einige Langhaarmeerschweinchen. Eine Frau und ihre beiden Söhne, vielleicht fünf und sieben Jahre alt, entdeckten die Tiere im selben Moment wie ich und rannten zum Käfig, um sie genauer in Augenschein zu nehmen. Der jüngere schien einigermaßen angetan, aber sein Bruder war völlig außer sich. »Großer Gott!«, sagte er und drehte sich zu seiner Mutter um. »Herr im Himmel, sieh dir das an.«

Ich zog mein Notizbuch hervor.

»Was schreibst du da auf?«, fragte Tyler.

»Hast du schon mal *so* riesige Meerschweinchen gesehen?«, fragte der Junge. »Jesses!«

Die Frau warf Tyler und mir einen verlegenen Blick zu. »Du sollst den Namen des Herrn nicht so daherreden, Jerry. Manche Leute könnten daran Anstoß nehmen.«

»Allmächtiger«, fuhr der Junge fort. »Das müssen wir fotografieren.«

Als ich am nächsten Morgen darüber schrieb, erinnerte ich mich, wie ungläubig der Junge geklungen hatte. Ja doch, die Meerschweinchen waren ziemlich groß gewesen – wie große Fellpantoffeln, Größe 43 und 45. Aber man konnte sie nicht als riesig bezeichnen. Hatte er sie vielleicht mit Hamstern verwechselt? Der Ausdruck seines Gesichts und seine ungewöhnliche Reaktion – den Herrgott anzurufen, wie ein vom Schicksal geprüfter Erwachsener – schienen mir bemerkenswert, und während ich in diesem armseligen Zoo stand, mit pochendem Knie und meinem Notizbuch in der Hand, wusste ich, dass ich diesen Augenblick für immer festhalten musste.

MIND THE GAP

Gestern Nachmittag sagte ich zu meinem Vater: »Wie gefällt dir mein neuer Jumper?«

Er sagte nur: »Hä?«, und ich erklärte ihm, Jumper sei das englische Wort für Pullover.

»So«, sagte er und fügte hinzu, wir hätten zweiunddreißig Grad, und wenn ich ihn anbehielte, würde ich mit Sicherheit einen Hitzschlag oder zumindest Pusteln bekommen, und das sei das Letzte, was er oder ich momentan gebrauchen könnten.

»Zweiunddreißig Grad hin oder her, es ist der tollste Jumper, den ich je gesehen habe«, sagte ich.

Mein Vater machte irgendeinen Witz darüber, ihn einem Intelligenztest zu unterziehen, aber ich hörte offen gestanden gar nicht mehr hin. Wir befanden uns in der Einfahrt vor dem Haus. Er goss seine halb vertrockneten Hortensien, und ich saß auf der Kühlerhaube des Wagens und wartete nur darauf, dass er mich verbesserte und sagte, es heiße »Motorhaube«. Mein Vater ist einfach entsetzlich dumm. Meine Mutter war nicht viel heller, aber jetzt, da sie tot ist, versuche ich mich auf ihre guten Seiten zu konzentrieren, zum Beispiel, dass sie mir die Reise nach England mit der Geschichts-AG an unserer Schule bezahlt hat. Dabei gehöre ich nicht einmal dazu – Geschichte ist sogar eins meiner schlechtesten Fächer –, aber die Lehrerin, Mrs. Carkeek, hat mich trotzdem mitgenommen, weil sie mindestens zwölf Schüler brauchte und einer fehlte, nachdem Kimberly Shank wegen einer Zwei in Deutsch einen Selbstmordversuch unternommen hatte. Es war meine erste Auslandsreise, und sie öffnete mir die Augen, was für blöde Wichser die Leute in den Vereinigten Staaten sind.

»Wie kann ich ein Wichser sein, wenn ich ein Mädchen bin?«, fragte Brenda Hoyt, als ich sie am Dienstag auf der Beerdigung sah. Sie wusste nicht, dass das Wort »Idiot« bedeutet, und machte sich mit jeder weiteren Nachfrage noch mehr zu einem Wichser. (Und die war einmal meine Freundin!!!) Ich bin nicht die Einzige, die so denkt. Fiona, meine beste Freundin in England, sagte, mit Ausnahme von mir würde sie sich nie auch nur in die Nähe eines Amerikaners begeben, weil die einfach keine Ironie verstehen. Wir beide sind uns vor dem Globe begegnet. Mrs. Carkeek hatte für unsere Gruppe Karten für *Das Unwetter,* glaube ich, besorgt, aber das Stück war so unsäglich langweilig, dass ich mich in der Pause hinausschlich. Vor dem Theater führt ein Fußweg den Fluss entlang, und dort traf ich Fiona. »Kippe?«, fragte sie.

Auf diese Weise wurde ich praktisch süchtig nach Mayfairs, die man in den Staaten leider nicht bekommen kann. Ich habe überall herumgefragt, aber die Leute haben mich immer nur angesehen, als wäre ich nicht ganz dicht. »Blaue Schachtel? Vorne drauf ein großes Foto von einer Raucherlunge?« Auch Walkers Krabbencocktailchips gibt es hier nicht, auf die Fiona mich ebenfalls gebracht hat. Wir redeten beinahe zehn Minuten miteinander, bevor sie bemerkte, dass ich keine Engländerin war. »Augenblick mal«, sagte sie. »*Du* bist ein Ami? Tatsächlich? *Du?*«

Im ersten Moment hatte sie sich von meiner Art zu reden täuschen lassen. Mir selbst ist es nicht aufgefallen, aber Dad und alle anderen Trauergäste behaupteten, ich hätte mir in der einen Woche einen waschechten englischen Akzent zugelegt. »Obwohl es nicht nur das ist«, sagte Fiona. »Hinzu kommt dein Union-Jack-Jumper, die Doc Martens, deine ganze Art.«

Damit meinte sie meine Geisteshaltung – die Art, wie ich etwas sehe und sofort erkenne, dass es totaler Schwachsinn ist. Fiona besitzt die gleiche Fähigkeit, auch wenn wir uns einig sind, dass es ein zweischneidiges Schwert ist. »Ich meine, McKenzie, wünschst du dir manchmal nicht auch, wenn du die ganzen Schwachköpfe siehst, du wärst so leicht zufriedenzustellen?«

Es war verrückt, wie viel wir beide gemeinsam hatten. Zunächst einmal mögen wir beide London. Sie ist nicht dort geboren, sondern zog mit fünfzehn von Coventry zu ihrer Granny nach Barking. Ich finde, »Granny« ist die absolut größte Bezeichnung für eine Großmutter, aber in den Staaten kommt man damit nicht weit. Die Mutter meiner Mutter will, dass ich T. J. zu ihr sage. »Ich bin zweiundsechzig, um Gottes willen«, sagte sie am Dienstag auf der Beerdigung. »Ich bin jung und aktiv, also pass auf, was du sagst.«

Meine andere Großmutter – die väterlicherseits – hatte im letzten Winter einen Schlaganfall, sodass ich nicht weiß, was sie sagte, als ich sie Granny nannte, aber sie sah nicht gerade glücklich aus. Mittlerweile sitzt sie nicht mehr im Rollstuhl, aber wenn es nach mir ginge, säße sie längst wieder darin. Mein Gott, wie langsam die war – sie brauchte geschlagene zwanzig Minuten vom Sofa bis zum Klo. In England sagt man »Toilette« dazu. Auf dem Klo im Erdgeschoss hängt neben der Schüssel eine Haltestange für alte Leute an der Wand. Dad hat sie Ostern installiert, als es Mum immer schlechter ging, und ich sagte, ich würde nicht eher wieder da reingehen, bis das Ding verschwunden wäre.

»Warum?«, fragte er.

»Weil ich mir vorkomme wie im Krankenhaus«, erklärte ich ihm.

»Du meinst, wie in *einem* Krankenhaus«, sagte er.

Sechs Tage zuvor hatte ich die gleiche Unterhaltung, nur andersherum.

»Meine Mutter ist jetzt seit drei Wochen in einem Krankenhaus«, sagte ich zu Fiona.

Und sie sagte: »›Im Krankenhaus.‹ Wir sagen es ohne Artikel.« Sie bot mir eine Mayfair an. »Und weswegen?«

»Eierstockkrebs«, sagte ich.

Die Aufführung im Globe war am Donnerstag. Am Freitag machten wir einen Ausflug nach Oxford, weswegen sich die Schwachköpfe aus der Geschichts-AG fast in die Hose machten, und genau zu der Zeit, als wir nach London zurückkehrten, um halb sieben englischer Zeit, aber halb eins mittags in Missouri, starb meine Mutter. Am Samstag sollten wir zurückfliegen, und um mir den Rest meines Ausflugs nicht zu verderben, sagte mein Dad es mir erst am Flughafen.

Ich kann niemanden in der Geschichts-AG ausstehen, deshalb war es mir egal, dass sie meinen dämlichen Vater an der Gepäckausgabe weinen sahen wie ein kleines Mädchen.

Später im Wagen sagte ich zu ihm: »Muss du so *amerikanisch* damit umgehen? Also wirklich. Es ist ja nicht so, dass es völlig überraschend kam.«

Was Fiona auffiel und worin ich völlig mit ihr übereinstimme, ist die Tatsache, dass die Leute in den Staaten viel zu sentimental sind. Sie fangen wegen der kleinsten Sache an zu heulen, einmal, weil sie Kleinkinder sind, und zum zweiten, weil sie zu sehr an den Dingen hängen. Bei mir ist das anders. »Augen zu und durch« lautet mein Motto. Ich habe mir einen Becher mit dem Spruch gekauft, und ich trinke meinen Tee aus nichts anderem. Ich bin absoluter Tee-Fan.

Wegen des Jetlags war ich auf der Beerdigung völlig neben der Spur. Nicht dass es irgendeinen Unterschied gemacht hätte. Wie ich Fiona schrieb, war es eine einzige Farce. Ich stand da, schmachtend nach einer Mayfair, und dann kamen alle diese Leute, die meine Mutter kaum gekannt hatten, um mir die Hand zu drücken und zu sagen, wie sehr sie sie vermissen würden. Hätte ich für jedes Mal, das jemand zu mir sagte: »Nun sieh nur, wie groß du geworden bist«, einen Dime bekommen, hätte ich genügend Geld für ein Erste-Klasse-Ticket nach London *und* ein Jahr Wohnungsmiete beisammen. Sogar *zwei* Jahre, wenn ich mir mit jemandem eine Wohnung teilte.

Nach der Beerdigung kamen Dutzende schrecklicher Leute zu uns nach Hause. Zum Glück waren meine Großmütter da, um zu helfen. Nun, *eine* war eine Hilfe; die andere hockte nur da wie eine Kröte und blinzelte mit den Augen. Ich konnte mich zwischendurch nur ein paar Mal aus dem Staub machen und oben in meinem Zimmer nachschauen, ob ich irgendwelche E-Mails bekommen hatte. Ich habe

Fiona seit meiner Rückkehr achtzehn Mails geschrieben, aber sie hat noch nicht geantwortet, vermutlich aus Verlegenheit. Die Engländer sind so ganz anders als wir, besonders wenn es um Geld geht. Während wir Amerikaner sagen: »Schau her, was ich alles habe!«, sind die Briten in der Beziehung sehr viel britischer, viel stoischer und reservierter. Es war für Fiona nicht leicht, mich um Geld zu bitten. Das ganze Thema war ihr furchtbar peinlich, das sah ich. Besonders, weil sie deutlich älter ist als ich, mindestens über dreißig. Nicht dass mir das etwas ausmachte. Aufgrund meiner Reife habe ich jede Menge ältere Freunde, oder könnte sie haben, wenn ich wollte. Fiona ging mit mir zu drei verschiedenen Bankautomaten, um das Geld abzuheben. Während die Geschichtsleute das übliche Touristenprogramm im Globe absolvierten, lernte ich so das *echte* London kennen und verliebte mich unsterblich in die Stadt.

Ich hatte gehofft, nach meinem Schulabschluss in zwei Jahren an ein englisches College gehen zu können, aber wie sich herausstellt, bin ich bereits am College. Die Briten nennen die Highschool »College«, und was bei uns »College« heißt, ist bei ihnen die »Uni«. Fiona sagt, das ist nur was für Schwachköpfe und Arschlöcher, aber zumindest hätte ich schon einmal einen Fuß in der Tür. Meinem Vater wird der Plan nicht gefallen, aber er soll sich lieber schon einmal daran gewöhnen. Augenblicklich ist er zu beschäftigt, um es zu bemerken, aber in vielerlei Hinsicht bin ich bereits fort.

EIN UNGEKLÄRTER FALL

Ich halte viele Dinge für selbstverständlich, aber nicht bestohlen zu werden hat nie dazugehört. Ob ich nun in einer guten oder heruntergekommenen Gegend gewohnt habe, in einem Haus, einer Wohnung oder einem Hotelzimmer – wenn ich nach Hause zurückkehrte und meine Sachen nicht überall auf dem Boden verteilt fand, habe ich jedes Mal ein stilles, nichtkonfessionelles Dankgebet gesprochen. Ich hatte ernsthaft geglaubt, meine Dankbarkeit würde mich beschützen, sodass man sich meine Überraschung vorstellen kann, als jemand Ende November 2011 in das Haus einbrach, das ich mit Hugh und meiner Schwester Gretchen gemietet hatte, und meine Computertasche stahl.

Natürlich dachte ich an meinen Computer – ein ganzes Jahr Arbeit dahin! –, aber meine größte Sorge galt meinem Pass, der sich zusammen mit meinem Scheckheft innen in einer Seitentasche befunden hatte. Der Verlust war deshalb so schlimm, weil er mein einziges Ausweispapier war und obendrein den Aufkleber für meine Niederlassungserlaubnis enthielt.

Dabei handelt es sich um die britische Entsprechung einer Green Card, und sie zu bekommen war nicht einfach gewesen. Vor meiner Niederlassungserlaubnis hatte ich Visen gehabt, und auch die waren mit einigem Aufwand verbunden. Die Vorschriften haben sich seit meinem ersten Antrag geändert, aber 2002 konnte man als Schriftsteller noch offiziell ein Visum beantragen. Ich musste dazu lediglich jede Menge Formulare ausfüllen und nachweisen, dass ich ein Buch veröffentlicht hatte. Hugh bekam als Freund eines Schriftstellers automatisch ebenfalls ein Visum. Die Folge war, dass ich bei der Einreise nach England jedes Mal gefragt wurde, ob ich Kriminalromane schrieb, und Hugh gefragt wurde, ob sein Freund Kriminalromane schrieb. Ein anderes Genre kam nie in Betracht.

Alle paar Jahre mussten wir unser Visum erneuern. Dazu mussten wir ins trostlose Croydon fahren und uns einen ganzen Tag in der längsten und verzweifeltsten Schlange anstellen, die man sich vorstellen kann. Und die mit den eigentümlichsten Leuten. Ich habe immer geglaubt, Sprachen leicht identifizieren zu können, aber anscheinend habe ich nicht die leiseste Ahnung. *Die erfinden das gerade,* denke ich, während ich dem Paar vor mir zuhöre. Die Frau ist in der Regel gekleidet wie Gevatter Tod. Ihr Mann trägt ein Sweatshirt mit dem Bild eines Schiffs oder eines Pferds, und beide reden in einer so unmelodischen und grässlichen Sprache, dass man sich nicht vorstellen kann, dass das Wort »Geburtstagstorte« darin existiert. Wenn man Hugh und mir ein Visum verweigert hätte, wären wir nach Paris oder New York zurückgegangen, aber wohin würde man sie zurückschicken? Nach Beheadings? Oder Clitoridectomies? Bei ihnen ging es um Leben und Tod. Bei uns um Yorkshire-Pudding.

Die Unannehmlichkeiten bei der Beantragung und Erneuerung der Visen überließ ich Hugh, der ein echtes Genie in solchen Dingen ist. Was auch immer die Behörden fordern, er treibt es problemlos auf: unsere offiziellen Geburtsurkunden, eine Haarsträhne seiner Großmutter, die Schuhe, die ich mit zwölf Jahren getragen habe. Die Leute glauben, auszuwandern und sich in einem anderen Land niederzulassen sei ein Kinderspiel, aber tatsächlich ist es furchtbar anstrengend, und das mit Absicht. Die Regierungen hoffen, die Faulpelze auszusieben, obwohl sie nur diejenigen zurückhalten, die sich keinen Einwanderungsanwalt leisten können. Hätten wir nicht Englisch gesprochen und wäre Hugh nicht so versessen auf die Herausforderung gewesen, hätten auch wir einen angeheuert. So erneuerten wir die vorgeschriebenen dreimale unser Visum und beantragten dann eine Niederlassungserlaubnis. Neben einem Berg von Papierkram mussten wir ein Handbuch mit dem Titel *Leben in Großbritannien* studieren und anschließend einen Test absolvieren.

Hugh und ich machten den Test am gleichen Tag und bereiteten uns im Sommer 2008 mehrere Wochen lang darauf vor. In dieser Zeit lernte ich den Unterschied zwischen dem House of Lords und dem House of Commons. Ich erfuhr, dass britische Frauen 1857 das Recht zugesprochen bekamen, sich von ihren Ehemännern scheiden zu lassen. Ich lernte, dass Jugendliche unter sechzehn Jahren in Großbritannien keine Milch austragen dürfen, obwohl kein Grund dafür genannt wurde. Es war eine dieser unerklärlichen Ungerechtigkeiten, wie der englische Sommer.

Vor dem eigentlichen Test machte ich den Probetest am Ende des Handbuchs. »Was essen Leute an Weihnachten?«, lautete eine der Fragen. Eine andere hieß: »Was macht man an Halloween, wenn es an der Tür klingelt?« Es war ein Multiple-Choice-Test, und zu den möglichen Antworten gehörte »die Polizei rufen« und »wegrennen und sich verstecken«.

Ich musste lachen, dabei waren die Antworten gar nicht witzig. Jemand aus dem Tschad würde sich vermutlich zu Tode erschrecken, wenn Kinder mit Strumpfhosen über dem Kopf vor der Tür erschienen und Süßigkeiten verlangten. Und was die Frage nach dem Weihnachtsessen anging, weiß ich denn, was die Leute in Nigeria an Eid-el-Kabir essen oder die in Peking an Qingming?

Eine andere Testfrage lautete, warum zu Beginn des zwanzigsten Jahrhunderts viele Juden nach Großbritannien emigrierten. Ich kann mich nicht mehr an alle möglichen Antworten erinnern, aber A lautete, »um sich vor rassistischen Angriffen zu schützen«, und C, »um in das Land einzufallen und es an sich zu reißen«.

Hugh und ich absolvierten den Test mit einem Dutzend anderer Ausländer, und obwohl wir keine Noten bekamen, bin ich ziemlich sicher, dass ich die volle Punktzahl erreichte. Hugh wusste ebenfalls alles, bis auf die Frage nach den Kosten für eine Augenuntersuchung bei Leuten über sechzig. Unsere Niederlassungserlaubnisaufkleber waren nichts Besonderes – unser Passfoto, umgeben mit einigen Stempeln und Sigeln –, aber wir starrten sie trotzdem stundenlang an, so wie man einen Säugling anstarrt, den man nach einer schwierigen siebenjährigen Schwangerschaft auf dem Kopf stehend in einem brennenden Haus zur Welt gebracht hat. Und dabei noch mit Messern jongliert hat.

Der nächste Schritt ist, britische Pässe zu bekommen, obwohl das nicht notwendig ist. Mit einer Niederlassungserlaubnis können Hugh und ich für den Rest unseres Lebens in Großbritannien leben und arbeiten.

Als mein Pass gestohlen wurde, hatte ich meine Niederlassungserlaubnis seit vier Jahren. Der Diebstahl geschah auf Oahu. Wenn ich das erwähne, verschwindet bei den Leuten sofort jedes Mitgefühl, bestohlen worden zu sein, weshalb ich es meistens weglasse. Ohnehin hat es nichts mit Hawaii zu tun. Es gibt nur zwei Orte, an denen Diebstähle passieren: im Fernsehen und in der realen Welt. Im Fernsehen bekommt man die gestohlenen Sachen wieder. In der realen Welt hat man Glück, wenn der Polizeibeamte sich die Mühe macht, nach der genauen Typenbezeichnung des Computers zu fragen. Nicht dass man sich deswegen Hoffnungen machen sollte. Vermutlich fragt er nur, weil er selbst irgendein Softwareproblem mit seinem Computer hat. Die Polizeibeamtin, die den Diebstahl aufnahm, machte nicht viele Worte, wirkte aber auch wenig vertrauenerweckend. »Yeah«, seufzte sie und blickte auf die Stelle, an der mein gestohlenes Eigentum gestanden hatte, »wir haben jede Menge Brüche in dieser Gegend.« Zu faul, auch nur eine Silbe mehr auszusprechen.

Ungefähr einen halben Kilometer von unserem Ferienhaus entfernt war ein Strandpark, und nachdem die Polizistin fort war, ging ich mit Gretchen dorthin, in der festen Überzeugung, in einem der Abfalleimer meine Computertasche zu finden. Der Laptop wäre natürlich verschwunden, aber zumindest hätte ich meinen Pass wieder. Es ist

verrückt, wie sicher ich mir war. Gretchen und ich durch-
stöberten einen Abfalleimer nach dem anderen, doch erst
als ich anfing, in den Büschen nachzusehen, ging mir auf,
wie groß die Welt ist. Man sollte meinen, das hätte mir auch
schon früher auffallen können, zum Beispiel auf einem
Dreiundzwanzig-Stunden-Flug von London nach Sydney,
aber die Größe eines Planeten wird einem erst dann bewusst,
wenn man nach etwas sucht. Mein Pass konnte sich überall
befinden, aber in meiner Vorstellung sah ich ihn auf der zer-
kratzten Glasplatte eines mit Methamphetaminkrümeln
übersäten Couchtischs.

Ich nehme an, Diebe können anständige und wohlmei-
nende Menschen sein. Die Dinge, die sie entwenden, während wir unserer Arbeit nachgehen — Uhren und Kameras,
die seit Generationen vererbten Trauringe unserer Urgroß-
eltern —, dienen dazu, ein krankes Kind zu versorgen oder
einem verdienten alten Menschen mit bewegter Vergangenheit eine neue Hüfte zu kaufen. Andererseits macht das
die ganze Sache zu kompliziert. Viel einfacher ist die Lö-
sung, an die ich mich hielt, nämlich diese Leute für Abschaum zu halten. Meine Sachen wurden für ein Tütchen
Dope verkauft, und während ich mich schlaflos im Bett
wälzte, zog mein Dieb vor einem geklauten Fernseher einen
durch. Gewissensbisse? Sein einziges Bedauern war, dass ich
nicht länger weggeblieben war und nicht Wertvolleres im
Haus hatte.

Ich weiß aus verlässlicher Quelle, dass viele Einbrecher
vor der Zeit von DNS-Tests in den Wohnungen ihrer Opfer
aufs Bett oder auf den Teppich geschissen haben, als zusätz-
liche Schmähung, bevor sie aus dem Fenster, oder durch

welches Loch auch immer sie hereingekommen waren, verschwanden. Für mich war es nur ein Zeichen ihrer Verderbtheit, dass sie auf Kommando und aus reiner Niedertracht einen Haufen machen konnten.

Mein Computer wurde an einem Dienstagmorgen um elf gestohlen, und am gleichen Abend hatte ich eine Lesung in Honolulu. Vor der Veranstaltung kamen mehrere Stars der Krimiserie *Hawaii Five-O* zu mir hinter die Bühne und waren unendlich viel hilfreicher als die echten Polizeibeamten, mit denen ich einige Stunden vorher zu tun hatte. »Als Erstes müssen wir eine Belohnung aussetzen«, sagte der Schauspieler, der den Kriminalkommissar Chin Ho Kelly spielt. Ich hatte noch nie mit einem so gut aussehenden Mann gesprochen und erwiderte offenbar leicht verwirrt: »Sie wollen was für mich sein?«

Hugh, Gretchen und ich blieben noch fünf Tage auf Oahu und flogen danach mit dem Polizeibericht als Ausweisersatz nach Los Angeles, wo ich einen neuen Pass bekam. Das Foto in meinem gestohlenen Ausweis war gar nicht so übel, aber auf dem neuen sehe ich aus wie ein Penis mit einem aufgemalten Greisengesicht. Ich hätte noch weitere Aufnahmen machen lassen können, aber es hätte nichts geändert. Das war mein neues Ich, nach dem Diebstahl – mein ganzer jugendlicher Optimismus dahin, gestohlen von irgendeinem Drogensüchtigen auf Hawaii. Jedes Mal wenn ich meinen entsetzlichen neuen Pass betrachtete, dachte ich an ihn und malte mir aus, was für ein Typ er war. Ich stellte mir einen Mann zwischen Mitte und Ende zwanzig vor, mit einem leuchtenden Tattoo im Nacken – irgendetwas Ausgefallenes, vielleicht ein Skorpion, der einen Joint schwenkte. Er war wie eine Ausschneidepuppe, der ich alles anheftete, worüber ich mich im Laufe des Tages ärgerte: Er schrieb im Kino SMS. Er aß Fast Food bei Chick-fil-A. Er schüttete Glitzer in seine Dankesbriefe, und wenn man sie öffnete, kippte man sich das ganze Zeug auf den Schoß.

Ich fragte mich oft, ob mein Dieb gefasst worden war. Und wenn er ins Gefängnis musste, hatte ihn wer gegen Kaution herausgeholt? Seine Mutter? Seine Freundin? In meiner Vorstellung war er hetero, denn wenn er schwul oder auch nur bisexuell gewesen wäre, hätte er auch meinen gummierten Stoffbeutel mitgenommen, der gleich neben der Computertasche gelegen hatte und um den mich alle Welt beneidet.

Anfang Dezember 2011 flog ich zurück nach London. Den Einreisebeamten in Frankreich ist es egal, wer in ihr Land kommt, aber in England sieht das anders aus. »Was ist der Grund Ihrer Einreise?«, wollen sie wissen. »Und was ist der *tatsächliche* Grund?« Die Niederlassungserlaubnis setzte diesen Fragen ein Ende, aber jetzt, da ich keine mehr hatte, war ich wieder zurück am Anfang und wurde wie ein stinknormaler Besucher behandelt.

»Wie lange wollen Sie in Großbritannien bleiben?«, fragte der Einreisebeamte in Heathrow. »Wie lautet Ihr Aufenthaltsort?«

Ich erklärte meine Situation, woraufhin er mich bat, zur Seite zu treten, und dann mit meinem Pass in einem Büro verschwand, um ihn im Computer zu überprüfen. Dort wurde meine Niederlassungserlaubnis bestätigt, und ich durfte gehen. Kein Problem. Das Gleiche geschah nach meiner Rückkehr aus Südkorea einen Monat später. Danach fuhr ich mit dem Zug nach Paris, und bei meiner Rückkehr geriet ich an eine Einreisebeamtin, die mir gründlich auf den Zahn fühlte. »Warum haben Sie keinen neuen Eintrag für Ihre Niederlassungserlaubnis?«

Ich verwies darauf, dass dies eine langwierige Prozedur ist. Man muss dazu vorübergehend seinen Pass abgeben, was ich schlecht konnte, da ich die ganze Zeit beruflich unterwegs gewesen war.

Sie verschränkte die Arme. »Was machen Sie beruflich?«

Ich erklärte ihr, ich sei Schriftsteller, und sie sagte äußerst streng, ich könne auch zu Hause schreiben.

»Gewiss, aber nicht über *Südkorea*«, wollte ich zuerst antworten, aber es ist zwecklos, mit Leuten wie ihr zu streiten, also stand ich einfach nur bebend da.

»Ich muss Sie nicht einmal einreisen lassen«, zischte sie. »Wissen Sie das?«

Ich räusperte mich. »Ja.«

»Was haben Sie gesagt?«

Ich fühlte, wie die Leute hinter meinem Rücken mich anstarrten und nicht anders als ich in solchen Situationen dachten: *Was hält der da den Betrieb auf?* »Ja.«

»Was, ja?«

Anscheinend war sie erst zufrieden, wenn ich zu weinen anfing. »Ja, ich weiß, dass Sie mich nicht einreisen lassen müssen.«

Ich glaube, ich bin mir nie dümmer vorgekommen als in diesem Moment. Wie hatte ich mich in einem anderen Land heimisch fühlen und glauben können, allein durch das

Ausfüllen einiger Formulare und das gute Abschneiden bei einem Test den gleichen Anspruch von Zugehörigkeit zu erwerben, wie ich ihn in den Vereinigten Staaten empfinde? Hätte ich *dort* Schwierigkeiten bei der Einreise bekommen, wäre ich vielleicht frustriert gewesen, aber ich glaube nicht, dass meine Hände gezittert hätten oder dass meine Stimme zuerst drei Oktaven hochgegangen und dann gekippt wäre, sodass ich so klang wie Schneewittchen mit Parkinson. »Aber ...«, wollte ich sagen, »aber ich dachte, Sie *mögen* mich.«

»Folgen Sie mir.« Die Frau erhob sich murmelnd von ihrem Stuhl, und als sie ihre Kabine verließ, sah ich kurz auf ihren Gürtel, an dem ich mehrere baumelnde Skalps vermutete. Ich schnappte meine Reisetasche und ging hinter ihr her in ein Büro, wo einer ihrer Kollegen meine Daten am Computer überprüfte. Ich bekam einen Stempel in meinen Pass, und nachdem ich zehn Minuten auf einer Bank gehockt und an meinen Dieb gedacht hatte, durfte ich wieder gehen. Hugh meinte, ich sei einfach nur an die falsche Beamtin geraten, aber das Erlebnis setzte mir so sehr zu, dass ich ihn nach meiner Rückkehr nach London bat, eine neue Niederlassungserlaubnis zu beantragen. Wir schickten die ausgefüllten Formulare zusammen mit meinem Pass und einem beträchtlichen Scheck an das britische Home Office, und binnen einer Woche bekamen wir die Nachricht, mein Antrag sei eingegangen und würde innerhalb der kommenden sechs Monate bearbeitet.

»*Sechs* Monate«, sagte ich zu Hugh.

»Das ist der späteste Termin«, beruhigte er mich. »Genauso gut kann er auch schon nächste Woche kommen.«

Ich hatte meinen Pass Anfang Juni eingeschickt, und als er Mitte Juli noch nicht zurück war, musste ich eine Lesung in Italien absagen. Als er Ende Juli immer noch nicht da war, musste ich ein vom Rücktritt ausgeschlossenes Ticket für den Eurostar nach Frankreich verfallen lassen. Niemand reißt sich um Probleme, aber sich mit einer Behörde herumzuschlagen übertrifft alles andere. Wenn ich persönlich vorstellig wurde, sah ich, wie die Leute glasige Augen bekamen, und wenn ich telefonisch nachfragte, konnte ich fühlen, wie sie ihre Computer einschalteten und ihre zu erwartenden Pensionsansprüche überprüften.

Ohne Pass hing ich in dem Land fest, in das ich eingewandert war. Und das alles wegen eines Drogenabhängigen auf Hawaii. Während er kiffend am Strand abhing, musste ich einen der nassesten und kältesten Sommer seit Beginn der Wetteraufzeichnungen über mich ergehen lassen. Als jemand, der in North Carolina aufgewachsen ist, weiß ich, was schwülwarmes Wetter ist. Hitze über dreißig Grad reizt mich nicht − ich hasse solche Temperaturen. Dennoch hätte ich nichts gegen ein paar wärmere Tage gehabt, an denen ich nicht gleichzeitig einen Pullover *und* ein langes Unterhemd unter meinem scheußlichen Plastikponcho tragen musste. Ich hatte tatsächlich nicht gewusst, dass es so viel regnen konnte. In West Sussex war es so schlimm, dass die Jungvögel in ihren Nestern ertranken. Sogar die Frösche starben. Frösche! Die Lesung in Italien wäre mit ein paar Tagen Ferien verbunden gewesen. Doch statt mit Hugh und unserem Freund Eduardo durchs Piemont zu fahren, wie ursprünglich geplant, lief ich in kniehohen Stiefeln die

Straßen um unser Haus entlang und sah die aufgedunse-
nen Nacktschnecken vorbeitreiben.

Alle außer mir schienen unterwegs zu sein.

Um der Monotonie zu entgehen, schnappten Hugh und
ich uns einmal in der Woche unsere großen Golfschirme
und stapften damit die Straße hinunter zum Pub, um uns
über den neuesten Dorfklatsch zu informieren. Bei einer
Nachbarin, die noch nicht wie die meisten anderen nach
Spanien geflogen war, war eingebrochen worden, während
sie oben im Haus schlief. Der Dieb hatte ihre Handtasche
mitgenommen, und als er feststellte, dass ihr Wagenschlüssel darin war, hatte er auch ihren Audi gestohlen. Die ört-
liche Polizei hatte daraufhin als Vorsichtsmaßnahme vor-
geschlagen, die Wagenschlüssel nachts unters Kopfkissen
zu legen.

In Frankreich oder Amerika hätte mich ein solcher Vor-
schlag nicht gewundert, aber war nicht jeder in England ein
Detektiv? Und wurde nicht jedes noch so komplizierte Verbrechen von einem professionellen oder privaten Schnüff-
ler aufgedeckt? Zumindest ist das der Eindruck, den britische Romane und Fernsehserien vermitteln. Sherlock
Holmes, Miss Marple, Hetty Wainthropp, Inspektor George
Gently: Leute aus allen Schichten und Ecken des Landes.
Es gibt sogar Bruder Cadfael von Edith Pargeter, einen Be-
nediktinermönch aus dem zwölften Jahrhundert, der in
Shrewsbury Kriminalfälle löst. Keine Überwachungskame-
ras, keine Fingerabdrücke, nicht einmal ein Telefon, und
dennoch knackte er jeden noch so komplizierten Fall. Und
jetzt, fast neunhundert Jahre später, raten sie einem, *die
Schlüssel unters Kopfkissen zu legen?* »Wo bleibt da der Fort-

schritt?«, sagte ich zu Hugh, als wir durch den Regen nach Hause wateten. »Warum sagen sie uns nicht gleich, wir sollen im Auto schlafen?«

Mitte Oktober sollte ich in die USA fliegen und dort eine Lesereise durch dreißig Städte bestreiten. Eine Absage stand außer Frage, also rief ich Anfang September im Home Office an und sagte, man solle mir meinen Pass zurückschicken. Das bedeutete, meinen Antrag zurückzuziehen und die damit verbundenen fünfhundert Dollar abzuschreiben, aber was blieb mir anderes übrig? Die Person, mit der ich am Telefon sprach, erklärte mir, die Rücksendung meiner Unterlagen könne bis zu zwanzig Arbeitstage dauern. Sie wies außerdem darauf hin, wenn ich in die Vereinigten Staaten flöge, gebe es keine Garantie, dass die britische Regierung mich wieder nach Großbritannien einreisen lassen würde.

Ich legte mit dem Gedanken auf, dass es Schlimmeres gibt, als aus England deportiert zu werden. Wie steht es um ein Land, das sechs Monate braucht, um einen Eintrag im Pass vorzunehmen, der bereits im Computer erfasst ist? Dann dachte ich an andere Dinge, die mir an dem Land nicht gefallen: der viele Müll auf den Straßen, das Trinken in der Öffentlichkeit oder dass sie »Jan« statt Januar sagen. Selbstverständlich gibt es überall Probleme. Nur kann ich sie ohne meinen Pass nicht adäquat würdigen.

Wenige Tage nach Beginn meiner Lesereise in die USA entdeckte jemand auf Oahu eine Computertasche, in der sich ein Scheckheft und ein Pass befanden. Er oder sie brachte sie zur nächsten Poststelle, versehen mit der Notiz: »Aloha. Diese Fundstücke lagen im Gebüsch. Sehr wichtige Dokumente. Ich hoffe, sie finden den Weg zurück zu ihrem Besitzer.« Darunter stand kein Name, nur das Wort »Danke«.

Der Leiter der Poststelle wandte sich an die auf meinem Scheckheft angegebene Bank, und drei Tage später hatte ich meinen alten Pass wieder. Nachdem ich ihn aufgeklappt und meine Niederlassungserlaubnis geküsst hatte, rief ich den Leiter der Poststelle auf Hawaii an, der mir erklärte, die Dinge wären in der Nähe unseres Ferienhauses gefunden worden, nicht weit von der Stelle entfernt, an der ich mit Gretchen gesucht hatte. Mehr konnte er mir nicht sagen. Weder der Pass noch das Scheckheft rochen muffig und waren vielleicht erst kurz zuvor weggeworfen worden. Von wem? Inzwischen kümmert mich die Frage nicht mehr. Anstatt mich mit dem Einbrecher zu beschäftigen, stelle ich mir die unbekannte Person vor, die durch ihr besonnenes Handeln meinem Albtraum mit dem britischen Home Office ein Ende bereitet hat. Ich denke an das Gute anstatt an das Böse. Ich glaube wieder an das Glück. Es wäre schön gewesen, auch meinen Computer zurückzubekommen, aber ich kann mit dem Verlust leben. Der einzige Dämpfer ist der enttäuschende Ausgang meines Falls. Er begann als Rätsel und endete als ein noch größeres. *Wer bist du, guter Samariter?*, frage ich mich. *Was genau machst du in diesem Moment? Knochenmark spenden? Blinden etwas vorlesen? Verkrüppelten Kindern Tanzunterricht geben?*

Bei meiner Rückkehr nach England im Dezember hielt ich dem Beamten in Heathrow zwei Pässe hin. Er sah in den alten mit meiner Niederlassungserlaubnis und dann in den neuen, setzte einen Stempel hinein und gab ihn mir zurück. Vielleicht sagte er: »Willkommen daheim«, oder auch einfach nur: »Der Nächste, bitte!« In der Art von Leuten, die mit wichtigeren Dingen beschäftigt sind, machte ich mir nicht die Mühe hinzuhören.

Der glückliche Ort

Es war Ende September, und Hugh und ich waren in Amsterdam. Abends waren wir zum Dinner eingeladen, sodass wir um fünf unser Hotel verließen und für den horrenden Preis von hundertzwanzig Dollar mit dem Taxi zum Haus unserer Gastgeberin fuhren, einer Kinderbuchautorin, die an einem Kanal am Ende der Welt wohnte. Als wir dort ankamen, war es bereits dunkel. Jemand öffnete uns die Tür, doch erst beim zweiten Hinsehen erkannte ich, dass es Francine war. Sie hatte zwei durchsichtige, mit Wasser gefüllte Plastikbeutel vor dem Gesicht, die, an Fäden befestigt, wie Hoden im Türrahmen hingen. Auf meine Frage, wozu sie gut seien, sagte sie, sie würden die Fliegen abhalten. »Ich weiß auch nicht, warum, aber sobald sie die Brottüten sehen oder sonst wie bemerken, drehen sie ab. Stimmt's Pauline?«, sagte Francine zu ihrer Freundin. »Nicht eine Fliege in diesem Sommer, dabei ist das Haus sonst voll von ihnen.«

Ich stellte mich darauf ein, den ganzen Abend über die Beutel mit Wasser nachzudenken, aber andere Dinge kamen dazwischen — Francines Haus, zum Beispiel, das tatsächlich mehr einem Wohnkomplex glich: Das Institut Francine, mit einem großen, modernen Raum zum Schreiben und einem abgetrennten Alkoven für die Dutzende ihrer Bücher und die vielen Produkte, die aus den Büchern hervorgegangen sind, wie Puppen, Poster und Kalender.

Wir aßen im Garten hinter dem Haus am Ufer des Kanals. Die Nacht war klar und kühl, sodass wir unseren Atem sehen konnten, und es brannte ein Feuer. Mit uns am Tisch saßen Pauline, Francines Exehemann und einer ihrer Söhne, ein Zwanzigjähriger namens Dan. Er war blond wie seine Mutter und sah aus, wie wir vermutlich alle aussähen, wenn wir uns aus einem Baukasten zusammenstellen dürften: blaue Augen in einem perfekten Abstand, vollkommene Wangenknochen, eine makellose Reihe großer weißer Zähne. Obendrein war er ausgesprochen freundlich und interessant. Nach dem Essen rückten wir unsere Stühle in einem Kreis um das Feuer und aßen Apfelkuchen. Hugh fragte nach der wirtschaftlichen Situation, und Dan erklärte, die Niederlande hätten eine der niedrigsten Arbeitslosenquoten in Europa. »Solange man einen Uniabschluss hat, kann man ziemlich sicher sein, einen Job zu bekommen.« Er selbst studierte im zweiten Jahr die Rettung der Welt. »Der Studiengang heißt nicht so, aber darauf läuft es letztlich hinaus«, sagte er.

Ich fragte, womit er sich beschäftige, und er nannte als Beispiel einen Biologiekurs, den er zu Anfang der Woche besucht hatte. »Wir redeten über das Alter und den ständigen Anstieg der durchschnittlichen Lebenserwartung. Früher starben die Leute mit Mitte dreißig, und jetzt sehen sie sich uns an! Und das alles verändert sich so rasch.« Dan sagte, der erste Mensch, der zweihundert Jahre alt werde, sei bereits geboren. »Natürlich weiß man nicht, wer es ist, aber er oder sie lebt definitiv unter uns.«

Es mochte am bestimmten Klang seiner Stimme liegen oder am Schein des Feuers, das sich in seinen Augen spiegelte, jedenfalls kam es mir wie eine Prophezeiung vor. Ich schluckte den letzten Bissen meines Kuchens hinunter und beugte mich vor, um eine Frage zu stellen. »Wird dieser Mensch mit hundertsechzig Jahren sagen: ›Wisst ihr was? Manchmal fühle ich mich ein bisschen müde‹, oder wird er ein sabberndes, mit Botox vollgepumptes Häuflein Elend sein?«

»Das wissen wir nicht«, sagte Dan.

Ich starrte in die Flammen und hatte das schwindelerregende Gefühl, die Person, über die wir redeten, wäre mein Vater. Und ich wäre als Einziger übrig, mich um ihn zu kümmern. *Denk an die Wasserbeutel in der Tür,* sagte ich mir, aber sosehr ich mich auch anstrengte, der Gedanke ließ sich nicht vertreiben, weder als ich zitternd am Ufer des Kanals saß noch später auf der Rückfahrt nach Amsterdam. Die klickend weiterspringende Anzeige auf dem Taxameter kam mir wie Jahreszahlen vor, und ich dachte: *Sechsundsechzig, das ist wie in den Zwanzigern zu sein. Siebenundsechzig, auch das ist nichts. Wenn ich siebenundsechzig bin, ist mein Vater gerade einmal hundert.*

Dann hätte er immer noch ein ganzes Jahrhundert, mich zu den unmöglichsten Zeiten anzurufen und zu fragen, ob ich mich endlich einer Darmspiegelung unterzogen hätte. Das fing 1978 an, nachdem er selbst zum ersten Mal eine hatte. »Es war furchtbar«, berichtete er. »Ich musste meine Hose ausziehen, und der Arzt hat mich auf eine Art Stuhl ohne Sitzfläche festgeschnallt, wie eine Geisel. Dann hat er den Stuhl nach vorne gekippt und mir, ungelogen, einen neunzig Zentimeter langen Metallstab hinten reingeschoben! Kannst du dir das vorstellen? Da hing ich nun, praktisch mit dem Kopf nach unten, und flehte um Gnade. Schweiß tropfte mir von der Nase, und ich kann nur sagen, es war gott-erbärmlich, wie Folter. Das schlimmste Erlebnis meines ganzen Lebens.« Und dann fügte er im gleichen Atemzug hinzu: »Du solltest auch eine machen.«

»Aber ich bin gerade einmal zweiundzwanzig!«

»Dazu ist es nie zu früh«, sagte er. »Nur zu. Ich übernehme die Kosten.«

Zu meiner Schwester Lisa sagte ich: »Er scheint zu glauben, ich hätte Spaß daran.«

Ich hatte gehört, die Prozedur sei inzwischen weniger unangenehm als Ende der Siebziger. Anstatt auf einem Stuhl festgeschnallt zu werden, musste man sich, bis an die Kiemen zugedröhnt, auf die Seite legen, während ein dünner Tentakel, nicht dicker als Paketschnur, sich durch die leeren Gänge des Darms vorwärtstastete. »Es könnte nicht einfacher sein«, versprach der Arzt mir. »Wir schicken Sie in den Tiefschlaf, und wenn Sie aufwachen, erinnern Sie sich an nichts.«

»Nichts von dem, was Sie Gott weiß was in meinem Anus anstellen?«, sagte ich. »Tut mir leid, aber für mich klingt das nicht sehr beruhigend.«

»Du bist eine tickende Zeitbombe«, sagte mein Vater. »Hör auf mich, wenn du noch lange wartest, wirst du es eines Tages bereuen.«

Als ich fünfzig wurde, verdoppelte er seine Anstrengungen. Im darauffolgenden Jahr verdoppelte er sie noch einmal, und danach sprach er praktisch von nichts anderem mehr. Im Sommer 2010 hatte ich einen Eingriff beim Kieferchirurgen und war gerade mit taubem Mund und blutverschmiertem Kinn zu Hause angekommen, als das

Telefon klingelte. »Nachdem du das hinter dir hast, möchte ich, dass du eine Darmspiegelung vornehmen lässt«, sagte mein Vater.

Ich nahm ihn mit zu einem College in New York, wo ich eine Rede vor den Absolventen hielt, und kurz bevor ich aufs Podium stieg, tippte er mir auf die Schulter. »Du solltest darüber nachdenken, eine Darmspiegelung machen zu lassen.«

Er flocht es in jede unserer Unterhaltungen ein. Etwa als ich ihn nach der Rückkehr aus Amsterdam anrief und ihn fragte, was er sich zu Weihnachten wünsche. »Ich wünsche mir, dass du eine gottverdammte Darmspiegelung machen lässt.«

»Betrachtest du es als Geschenk, wenn jemand mir ein fremdes Objekt in den Hintern schiebt?«

»Genauso ist es.« Er redete weiter auf mich ein, bis ich ihm erschöpft sagte, ich müsse Schluss machen und wir auflegten. Zwei Minuten später rief er wieder an.

»Oder ein iPhone.«

Wenn ich drüber nachdenke, ist er kein schlechter Kandidat, um zweihundert Jahre alt zu werden. Er ist jetzt neunundachtzig und hat noch nicht eine Nacht im Krankenhaus verbracht. Viermal in der Woche trainiert er auf dem Trimmrad im YMCA, und daneben geht er viel spazieren und schleppt Dinge in der Gegend herum. Sein Gedächtnis ist ausgezeichnet. Er kocht für sich selbst und geht einkaufen, und noch nie hat er einen von uns mit falschem Namen angesprochen. Sein Geheimnis sei, sieben in Gin getränkte Rosinen am Tag zu essen.

»Helle oder dunkle?«, fragte ich.

»Egal.«

»Könnte ich den Gin auch weglassen und sie, was weiß ich, in Kaffee oder sonst was einlegen?«

»Willst du länger leben oder nicht?«, fragte er.

Als ich meinem Vater von Dans Prophezeiung erzählte, sagte er: »Ach, Unfug. Was versteht schon ein zwanzigjähriger Holländer davon?«

»Er hat es an der Uni gelernt.«

»Überhaupt nichts hat er«, sagte mein Vater. »Der Junge hat dir einen Bären aufgebunden.« Eine ähnliche Meinung hatte er von den Plastikbeuteln in Francines Tür. »Alles Bullshit.«

»Ganz im Gegensatz zu sieben gingetränkten Rosinen, mit denen man spielend neunundachtzig Jahre alt wird?«

»Hör zu«, sagte er. »Das mit den Rosinen funktioniert!«

Wenn nicht, kannte er einen anderen Trick. Er drangsalierte mich mit der Energie eines Mannes, der halb so alt war wie er, bis ich zuletzt, sechs Monate nach unserem Amsterdamtrip, einknickte. Ich befand mich zu der Zeit auf Lesereise in den Vereinigten Staaten, dreißig Städte in dreißig Tagen. Anschließend wollte ich meine Familie besuchen, und da ich dann ohnehin nur rumsitzen würde, rief ich bei einem Endoskopiezentrum in North Carolina an und vereinbarte einen Termin. Es war nicht in Raleigh, wo mein Vater hätte zugucken wollen, sondern bei meiner Schwester Lisa in Winston-Salem.

Die zwei Wochen bis zum festgesetzten Termin ließen mir genügend Zeit, Geschichten zu sammeln, gute und schlechte. Der Teil, über den sich fast jeder ausließ, waren die Vorbereitungen. Damit der Darm vernünftig untersucht werden kann, muss er leer sein. Zu diesem Zweck bekommt man eine grauenhafte Kombination von Abführmitteln und Stuhlweichmachern verschrieben, die einen im Wesentlichen für zwölf bis achtzehn Stunden an die Toilette fesseln. Einige der Leute, mit denen ich sprach, hatten eine Darmspiegelung bei vollem Bewusstsein machen lassen und hatten sogar zusammen mit dem Arzt die Aufnahmen auf dem Monitor verfolgt. Es waren meistens die Sorte Leute, die ihre Steuererklärung selbst machen und Verbrauchertests studieren, bevor sie einen Luftentfeuchter oder auch nur einen Toaster kaufen. Mit anderen Worten der Typ, zu dem ich nicht gehöre.

Solange alles unter Narkose geschah, hatte ich das Gefühl, damit klarzukommen. Dann traf ich eine Frau, die meinen zerbrechlichen Seelenfrieden gründlich zerstörte. »Das mit der Kamera im Hintern war nicht weiter schlimm«, erklärte sie mir. »Davon habe ich nichts mitbekommen, aber danach hat man mich in den sogenannten Furzraum geschoben und mir gesagt, ich dürfte erst raus, wenn ich nach ihren Maßstäben genügend Wind gelassen hätte.«

»Nein!«, sagte ich.

»Sie blasen deinen Darm mit Luft auf, und die muss unbedingt raus, bevor du nach Hause darfst«, erklärte sie mir. »Mir hat eine Schwester buchstäblich den Bauch platt gedrückt, als würde sie Teig kneten.«

»Und dann mussten Sie das … *vor allen Leuten* tun?«

Sie schloss ihre Augen und nickte.

»Das kann ich nicht«, sagte ich.

»Aber Sie müssen!«

»Nein, im Ernst. Ich kann's nicht.«

»Ich hatte keinen Furzraum«, sagte Lisa, als ich ihr die Geschichte von der Frau erzählte. »Zumindest stand es nicht auf der Tür. Du magst mich für verrückt halten, aber ich habe meine Darmspiegelung genossen.« Ohne den Enthusiasmus meiner Schwester hätte ich meinen Termin vermutlich abgesagt. Tatsächlich hätte sie nicht hilfreicher und aufmunternder sein können. Am Tag vor dem Eingriff gab sie mir zum angegebenen Zeitpunkt das Abführmittel und goss mir das erste mit Stuhlweichmacher gemischte Glas Gatorade ein. Ich trank den vorgeschriebenen Liter, der die gewünschte Wirkung hatte, und leerte am nächsten Morgen eine zweite Flasche. Ich hatte geglaubt, nach vierundzwanzig Stunden ohne feste Nahrung unterzuckert und gereizt zu sein, aber tatsächlich war ich nicht hungriger als gewöhnlich, als wir uns zum vereinbarten Termin im Endoskopiezentrum aufmachten.

Bei der Anmeldung an der Rezeption wurde mir gesagt, dass ich für den Rest des Tages keine Schecks ausstellen oder irgendwelche Rechtsentscheidungen treffen dürfe. »Ist das okay?«, fragte mich die Sprechstundenhilfe. Sie war fröhlich und roch gut, und als ich ihren Stift nahm, um meine Einverständniserklärung zu unterschreiben, bemerkte ich die Tatzentattoos auf ihrer Brust. Es sah aus, als sei ein Rotluchs mit matschigen Pfoten darübergelaufen oder hätte sie gedrückt.

»Die sind entzückend«, sagte Lisa, und die Frau, die Vette hieß, bedankte sich für das Kompliment. Hinter uns im Wartezimmer saßen ein halbes Dutzend Leute. Alle waren deutlich älter als ich, und die meisten schauten auf einen Fernsehbildschirm. Darauf liefen keine Nachrichten, sondern ein Endlosband mit kurzen, medizinischen Werbespots. »Leiden Sie vielleicht an einer überaktiven Blase?«, überlegte der Kommentator in einem der Filme. Als Nächstes wurden wir aufgefordert, ein Reizdarmsyndrom in Erwägung zu ziehen.

»Oh, nein«, flüsterte Lisa und zuckte beim Blick auf den Bildschirm zusammen. Ich dachte, wir müssten eine Weile im Wartezimmer Platz nehmen und würden vielleicht etwas Neues über Inkontinenz erfahren, aber gleich nachdem ich das letzte Formular unterschrieben hatte, wurde ich nach hinten ins Gebäude und in einen Raum geführt, in dem die Behandlung stattfinden sollte. In der Mitte stand ein großes Krankenhausbett, und an einer Wand war ein hohes Regal mit allerlei Zubehör. Es mochte Dutzende verschiedene Dinge enthalten, aber worauf mein Blick als Erstes fiel und verharrte, war ein Eimer mit Gleitmittel, so groß wie eine Bongotrommel.

»Möchten Sie, dass ich Ihnen den genauen Ablauf erkläre?«, fragte eine medizinisch-technische Assistentin namens Dawn.

Ich erwiderte, ich würde die Details lieber nicht wissen, und sie ließ mich alleine, damit ich mich ausziehen und in einen rückenfreien Kittel schlüpfen konnte. Als ich damit fertig war, positionierte sie mich auf dem großen Bett und stellte mich der Anästhesistin vor, die eine Sauerstoffsonde in der Hand hielt und mich fragte, ob ich allergisch gegen Latex sei.

Nein, antwortete ich, ohne groß nachzudenken, fragte mich aber gleichzeitig: *Bin ich das?* Sie befestigte die Sonde in meiner Nase und war gerade dabei, eine Kanüle in meinen

Arm zu setzen, als der Gastroenterologe hereinkam. Ohne es recht bemerkt zu haben, habe ich offenbar inzwischen ein Alter erreicht, in dem meine Ärzte jünger sind als ich. Der Mann sah aus wie Ende dreißig. »Holmes«, stellte er sich vor – nur der Nachname und ohne Titel. Wir gaben einander die Hand, und im nächsten Moment steckte die Anästhesistin eine Spritze mit einer cremefarbenen Flüssigkeit auf meine Kanüle.

»Stellen Sie sich vor, Sie wären an ihrem glücklichsten Ort«, sagte sie. Der Kittel auf meinem Rücken öffnete sich, und ich spürte die kühle Luft auf meinem Hinterteil. »Meinem was?«

»Ihrem glücklichsten Ort«, wiederholte sie. »Jeder Mensch hat einen anderen. Bei Ihrem Vorgänger, beispielsweise, war es der Golfplatz in Augusta, und als er aufwachte, gewann er gerade das Masters-Turnier.«

Zuerst dachte ich, mein glücklichster Ort wäre eine Bühne. Ich lief aus der Seitenkulisse zum Podium, aufgeregt wie immer, in Kürze alle Aufmerksamkeit auf mich zu ziehen, entschied mich dann aber dafür, das Haus meiner Kindheit zu besuchen. Es war an einem Abend Anfang der Siebzigerjahre des letzten Jahrhunderts, und meine Schwestern und ich saßen um den Esstisch und versuchten unsere Mutter zum Lachen zu bringen. Ich sah noch, wie sie ihren Kopf zur Seite legte und sich ihre Zigarette an einer Kerze anzündete, bevor ich zu einem Ferienhaus an der Küste von North Carolina sprang, das meine Familie in einem Sommer gemietet hatte, und danach weiter zu einem Septembernachmittag in der Normandie. Die Anästhesistin drückte den letzten Rest der Flüssigkeit in die Kanüle, und gerade als ich sagte: »Moment, ich habe mich noch nicht entschieden«, oder zumindest glaubte, es zu sagen, sank ich in ein samtenes Nichts.

Wenig später wachte ich in einem anderen Raum auf. Vorhänge umgaben mich an allen vier Seiten, aber durch einen Spalt sah ich eine Frau, die Blätter faltete und in Briefumschläge steckte. Ich fragte sie traumverloren, ob wir uns kennen würden, und als sie verneinte, winkte ich ihr mit dem kleinen Finger, so wie ein Kobold einer Elfe winkt, die auf einem Ahornblatt vorbeisegelt. »Hallo, du«, flüsterte ich.

Nie zuvor hatte ich ein so vollkommenes Wohlgefühl empfunden. Alles war bezaubernd und wie in Watte gepackt. Lauter großartige Leute. Wenn ich noch getrunken und Drogen genommen hätte, wäre die Wirkung vielleicht weniger stark gewesen, aber abgesehen von einigen Dilaudid, die ich 2009 wegen eines Nierensteins verschrieben bekommen hatte, lebte ich seit dreizehn Jahren in strenger Abstinenz.

»Nun, das macht das Propofol«, erklärte Dr. Holmes später. »Michael Jackson hat es sich vor seinem Tod gespritzt.«

Wer wollte es ihm verübeln? Ich würde alles dafür geben, so tief zu schlafen und jeden Morgen auf einer Wolke flauschigen Glücks aufzuwachen.

»Und jetzt hätte ich gerne, dass Sie etwas Wind lassen«, sagte die Frau, die Blätter in Briefumschläge steckte. Sie redete mit mir wie eine Lehrerin mit einem Zweitklässler. »Glauben Sie, Sie könnten das für mich tun?«

»Für Sie, alles.« Während ich ihrer Aufforderung nachkam, stellte ich fest, dass es nicht anders war, als ein Blasinstrument zu spielen. Hinter Vorhängen lagen weitere Musiker, und ich schwöre, dass ich sie in das Konzert einfallen hörte, als wären wir Gottes höchsteigenes Blasorchester. Ich bin mir nicht sicher, wie lange ich dort lag, glückselig und furzend. Drei Minuten? Fünf? Zehn? Dann sagte man mir, ich solle mich anziehen, und jemand brachte mich in einen Raum, in dem eine Zeitung und eine Bibel lagen. Dort traf ich Lisa wieder, die voller Freude sagte: »Habe ich es dir nicht gesagt?«

»Hast du«, seufzte ich. »Ich habe mich bloß nicht getraut, es zu glauben. Beim nächsten Mal sollten wir es zusammen machen. Wäre das nicht fantastisch?«

Ich sah sie mit glänzenden Augen an, während mein Körper Liebe ausstrahlte wie eine Glühbirne Wärme. Dann kam Dr. Holmes herein und erklärte, alles sei bestens verlaufen. »Sie haben einen Dickdarm wie ein Fünfundzwanzigjähriger«, sagte er.

Für Schmeicheleien bin ich anscheinend immer zu haben. »Tatsächlich! Ein Fünfundzwanzigjähriger!«

»Ehrlich gesagt, es war bloß ein Scherz«, sagte er. »Jeder gesunde Dickdarm sieht mehr oder weniger gleich aus.« Er gab mir ein paar von der Kamera gemachte Bilder, auf denen ich nichts erkennen konnte, weder in dem Moment, als ich in dem winzigen Raum wie ein Ballon von Wand zu Wand hüpfte, noch später in Lisas Haus, nachdem die Narkose nachgelassen hatte und ich wieder ich selbst war.

Ich wollte mich gerade zu einem Spaziergang aufmachen, als mein Vater anrief.

»Und?«, fragte er. »Was sagst du? War es so schlimm, wie du es dir vorgestellt hast?«

Ich wollte mich dafür bedanken, dass er all die Jahre nicht lockergelassen und immer nur mein Wohl im Auge gehabt hatte, aber stattdessen konnte ich nicht anders, als zu sagen: »Dad, sie haben etwas gefunden. Und Dad ... Daddy ... Ich habe Krebs.«

Es ist furchtbar, ich weiß, aber irgendwie hatte ich mein Leben lang darauf gewartet, diese Worte zu sagen. In Anfällen von Selbstmitleid hatte ich sie vor mich hin gesagt wie Zeilen in einem Theaterstück und hatte dabei nie an mein Gegenüber gedacht, sondern immer nur an mich und wie tragisch ich klingen würde. Aber die Stelle mit dem »Daddy« nahm mich so sehr mit, dass mir die Tränen in die Augen traten und meinen Blick trübten. Nur verschwommen sah ich, wie Lisa mir vom anderen Ende des Sofas etwas mit den Lippen sagte, das alles Mögliche bedeuten konnte, aber wohl unmissverständlich hieß: »Dafür wirst du in der Hölle schmoren.«

»Das Wichtigste ist, nicht aufzugeben«, sagte mein Vater. Er klang so stark, so sehr nach seinem jüngeren, unerschütterlichen Selbst, dass ich es nicht übers Herz brachte zu sagen, es sei bloß ein Scherz.

»Du musst kämpfen«, sagte er. »Ich weiß, dass du Angst hast, aber lass dir gesagt sein, mein Junge, zusammen schaffen wir das.«

Zuletzt würde ich ihm die Wahrheit sagen, aber bis dahin, zumindest für einige wenige Sekunden, wollte ich an diesem glücklichen Ort bleiben. So geliebt und beschützt. So erfüllt.

HUNDELEBEN

Pepper, Spot und Leopold
Sind Gottes Gabe, treu wie Gold,
Damit es niemand je vergisst,
Dass Hundchen Menschleins Freundchen ist!

Gut drauf ist Spanielhündin Schlauchen,
Steril sind Herrchen wie auch Frauchen.
Hat sie zerfetzt den siebten Kater,
Fühlt Herrchen stolz sich als ihr Vater.

Herkules ist Pekinese
(Und verfloht! – [in Parenthese]).
Das Flohspray schlägt ihm auf die Lider;
Mit Kucken ist jetzt Essig, Brüder.

Rags, der kühne Irish Setter,
Wird als Reißwolf immer fetter.
Zu Mittag gab's die Steuererklärung
Und Akten und Faxe statt Trennkost-Ernährung.

Auf Busjagd bei der BVG
Starb, heißt es, jüngst Petula May.
Wohin mit ihr nun? So ein Terrier
macht selbst postum noch nüscht wie Ärjer.

Fast jeden Abend oder so
Frisst Goldilocks vom Katzenklo,
Danach gibt auf Befehl der Hund
Dem Frauchen Bussi auf den Mund.

Ein Pitbull, scharf wie Zackenbarsch,
Biss tief in Postzustellers Arsch.
Der Biss zerfetzte ihm den Schließ-
Muskel. Der bedauert dies.

Der Mops Orest war sehr zu Recht
Der Schwarm beim schöneren Geschlecht,
Bis man ihm die Testikeln kappte,
Worauf nur noch »Gib Pfötchen!« klappte.

Dackel Skip aus Weil am Rhein
Liebt so gerne Herrchens Bein.
Dem Hosenbein, dem steht sie gut,
Die ungezeugte Dackelbrut.

Die Bracke spürt mal hier, mal dort
Dem Tampax nach, bis zum Abort,
Verschlingt erfreut die blut'ge Jause
Und schmäht dann still die Menopause.

Der Sommer tobt, der Rüde Rolf
Sitzt eingesperrt in Herrchens Golf.
Er japst wie auf dem letzten Loch,
Keucht kurz zur Probe, japst dann doch.

Ein neuer Tag –, und ungeniert
Gibt's Krebserreger injiziert.
Deshalb beklagt sich Pointer Trinchen:
»Ein Jagdhund bin ich, kein Kaninchen.«

So sicher, wie das Tick vorm Tack
Kommt, leckt sich Bauz am Sack,
Schläft ein, wacht auf, weil er mal muss,
Kackt, leckt am Arsch sich und dann Schluss.

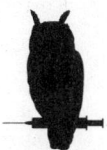